Tillmann Krüger

Sexualhormone, Neurotransmitter und Co

Differenzierte neuroendokrine und kardiovaskuläre Untersuchungen zur Sexualität von Männern

Tillmann Krüger

SEXUALHORMONE, NEUROTRANSMITTER UND CO

Differenzierte neuroendokrine und kardiovaskuläre Untersuchungen zur Sexualität von Männern

ibidem - **Verlag**
Stuttgart

Die Deutsche Bibliothek - CIP-Einheitsaufnahme:

Ein Titeldatensatz für diese Publikation ist bei
Der Deutschen Bibliothek erhältlich

∞

Gedruckt auf alterungsbeständigem, säurefreien Papier
Printed on acid-free paper

ISBN: 3-932602-55-2

Printed in Germany

Diese Arbeit ist

JHWH

gewidmet.

VORWORT

Die zunehmende Offenheit gegenüber sexuellen Störungen und das häufige Auftreten von arzneimittel- oder krankheitsbedingten Beeinträchtigungen von sexuellen Funktionen hat das wissenschaftliche Interesse an der Sexualpsychobiologie des Menschen in den letzten Jahren zunehmend geweckt. In diesem Geschehen spielt der Forschungszweig der *Psychoneuroendokrinologie* eine entscheidende Rolle. Diese Disziplin versucht, die Interaktionen zwischen psychologischen, neurobiologischen und hormonellen Aspekten von Sexualität zu analysieren. Man geht davon aus, dass neuroendokrine Faktoren maßgeblich an der Regulation, aber auch an der Dysregulation sexueller Funktionen beteiligt sind. Diese Annahme begründet sich derzeit vorwiegend auf tierexperimentelle Befunde, die eine Vielzahl, teilweise noch widersprüchlicher Ergebnisse hervorgebracht haben.

In der vorliegenden Arbeit ist erstmals ein Paradigma entwickelt worden, dass die Untersuchung funktioneller Zusammenhänge zwischen sexueller Erregung und Orgasmus und neuroendokrinen Parametern beim Menschen ermöglicht. Im Mittelpunkt der Untersuchung steht die Analyse einer Reihe von Hormonen der Hypothalamus-Hypophysen-Gonaden-/Peripherie-Achse sowie die Messung von psychometrischen und kardiovaskulären Variablen während sexueller Aktivität. Die Befunde dokumentieren, dass sexuelle Erregung und Orgasmus bei gesunden männlichen Versuchspersonen neben bekannten Veränderungen von Herz-/Kreislaufparametern insbesondere ausgeprägte, lang anhaltende Anstiege der Prolaktinplasmakonzentrationen bedingen.

Dieses Ergebnis ist von großem Interesse, denn medikamentös oder krankheitsbedingt chronisch erhöhte Prolaktinplasmaspiegeln haben sich als starker Inhibitor sexueller Funktionen erwiesen. Inwiefern die hier beobachteten akuten Prolaktinerhöhungen zum Beispiel im Rahmen eines negativen Feedback-Mechanismus zu limbischen Steuerungseinheiten eine Rolle spielen ist von großer wissenschaftlicher und klinisch-therapeutischer Bedeutung.

Aufbauend auf diesen neuen Erkenntnissen wird es für zukünftige Projekte wichtig sein, auch weibliche Probanden und Paare in die Untersuchungen einzubeziehen, vor allem aber die physiologischen Auswirkungen der akuten, prolongierten Prolaktinsekretion auf die sexuelle Erregungsfähigkeit zu analysieren.

Neben einer hervorragend gelungenen Einleitung in die Grundlagen von Hormonen und Sexualität stellt dieses Buch ein inzwischen überzeugend etabliertes Studiendesign vor und präsentiert erste psychoneuroendokrinologische Grundlagen der Sexualphysiologie beim gesunden Mann.

Prof. Dr. Dipl.-Psych. Manfred Schedlowski

Prof. Dr. Dipl.-Psych. Uwe Hartmann

INHALTSVERZEICHNIS

1 FRAGESTELLUNG 1

2 HISTORISCH-EVOLUTIONÄRER ÜBERBLICK 5

2.1 DIE „GEBURT" DER SEXUALITÄT: AUSTAUSCHPROZESSE ZWISCHEN BAKTERIEN 5

2.2 DIE ANFÄNGE DER SEXUALFORSCHUNG 10

2.3 SEXUALITÄT HEUTE 16

3 THEORETISCHE GRUNDLAGEN 16

3.1 ALLGEMEINE SEXUALPHYSIOLOGIE DES MANNES 19

3.2 NEUROENDOKRINE AUSWIRKUNGEN SEXUELLER AKTIVITÄT 28
- 3.2.1 Gonadotrope Hormone der Adenohypophyse 30
- 3.2.2 Das Sexualsteroid Testosteron 35
- 3.2.3 Der POMC-Abkömmling β-Endorphin 37
- 3.2.4 Das Wachstumshormon hGH (human Growth Hormone) 38
- 3.2.5 Die Hormone der Neurohypophyse 39
- 3.2.6 Das sympathoadrenale System 43

3.3 WIRKUNG ENDOKRINER FAKTOREN AUF DAS SEXUALVERHALTEN 48
- 3.3.1 Androgene 48
- 3.3.2 Prolaktin 50
- 3.3.3 β-Endorphin 53

3.4 ZENTRALE SYSTEME DER STEUERUNG SEXUELLEN VERHALTENS 56
- 3.4.1 Das neuropeptiderge System 57
- 3.4.2 Das monoaminerge System 58

4 PROBANDEN UND METHODEN 62

4.1 VERSUCHSPERSONEN 62

4.2 Untersuchungsablauf 63

4.3 Psychologische Parameter 66
4.3.1 Dispositionelle Variablen 66
4.3.2 Situationsspezifische Variablen 68

4.4 Kardiovaskuläre Parameter 69

4.5 Die kontinuierliche Blutentnahme 70

4.6 Hormonanalyse 71

4.7 Statistik 74

5 ERGEBNISSE 75

5.1 Anamnestische Daten 75

5.2 Auswirkungen sexueller Aktivität auf die Erlebens- und Verhaltensebene 76

5.3 Einflüsse auf kardiovaskuläre Parameter 81

5.4 Ergebnisse der Hormonmessungen 63
5.4.1 Das sympatho-adrenale System 84
5.4.2 Gonadotrope Hypophysen-Vorderlappen-Hormone 87
5.4.3 Testosteron 90
5.4.4 β-Endorphin 91
5.4.5 hGH 92

5.5 Korrelationsberechnung nach Pearson 93

6 DISKUSSION 95

7 ZUSAMMENFASSUNG 111

8 LITERATURVERZEICHNIS 115

1 FRAGESTELLUNG

Schon vor etwa vier Milliarden Jahren existierte in der Bakterienwelt eine gewisse Form von Sexualität. Ohne Sexualität wäre es nicht zu entscheidenden evolutionären Schritten gekommen, die das Leben der unterschiedlichen Organismen auf diesem Planeten zur heutigen Entwicklungstufe geführt haben. Dabei hat sich Sexualität von scheinbar simplen Teilungsvorgängen in der Welt der Mikroorganismen zu einem komplexen und multidimensionalem Phänomen mit biologischen, behavioralen, psychosozialen und kulturellen Aspekten entwickelt. Auf eine z.T. subtile Art nimmt Sexualität eine zentrale Rolle eines jeden geschlechtlichen Lebewesens ein und bestimmt eine Vielzahl von Faktoren seines Daseins.

Erst Mitte diesen Jahrhunderts begannen Masters und Johnson ein bis dahin nicht angetastetes Gebiet der Sexualität näher zu betrachten. Im Jahre 1954 setzte das Forscherpaar den Startschuß für die Erforschung physiologischer und anatomischer Gesichtspunkte sexueller Vorgänge beim Menschen (Masters & Johnson 1966). Bis heute hat ihre Arbeit einen inspirierenden Einfluß auf Sexualforscher in der ganzen Welt.

Angesichts eines zunehmenden Bewußtseins für sexuelle Dysfunktionen und der hohen Prävalenz durch Erkrankungen oder Pharmaka beeinträchtigter sexueller Funktionen hat das wissenschaftliche Interesse an der Psychobiologie sexueller Vorgänge in den letzten 20 Jahren stark zugenommen. Durch die Entwicklung hochsensitiver Hormon-Bestimmungsmethoden wurde die Etablierung des noch recht jungen

Forschungszweiges der Psychoneuroendokrinologie möglich, der sich zunehmends auch um die Erforschung sexueller Vorgänge bemüht. Dabei versucht dieser Forschungsbereich einen interdisziplinären Brückenschlag zwischen psychologischen, neurobiologischen und endokrinen Aspekten zu vollziehen.

Bei der Betrachtung des neuroendokrinen Netzwerkes sexueller Funktionen kristallisieren sich zwei wichtige funktionelle Achsen heraus, die einerseits die Auswirkungen endokriner Parameter auf das Sexualverhalten und andererseits die Effekte sexueller Aktivität auf Hormonspiegel im Blut umfassen.

Die Bedeutung von Sexualhormonen der Hypothalamus-Hypophysen-Gonaden-Achse für die Regulation von Sexualdifferenzierung und Gonadenfunktion ist seit längerem bekannt. Zudem haben Bemühungen der letzten Jahre den Androgenen, aber auch dem Prolaktin und dem β-Endorphin eine Rolle bei endokrinen Aspekten des Sexualverhaltens zuweisen können. So äußern sich beispielsweise dauerhaft erniedrigte Testosteron- oder erhöhte Prolaktin-Plasmaspiegel in einer Verminderung sexueller Appetenz (Bancroft 1988, 1995).

Im Gegensatz dazu haben vereinzelte Humanstudien zu Auswirkungen sexueller Aktivität auf den hormonellen Status keine oder nur sehr inkonsistente Effekte registriert. Die Messung eines einzelnen oder aber sehr weniger Hormone hat in vielen Fällen die Betrachtung sexueller Mechanismen in einem umfassenden Kontext erschwert. Desweiteren unterscheiden sich die Untersuchungen z.T. erheblich in ihren methodischen Ansätzen, wodurch ein direkter Vergleich und die Erstellung eines sexualendokrinologischen Erregungsmusters kaum möglich ist.

Sexuelle Stimulation wurde dabei auf sehr unterschiedliche Weise erzeugt (Film-induzierte sexuelle Erregung versus durch Masturbation oder Geschlechtsverkehr induzierter Orgasmus), wobei sich das Gros der Studien lediglich auf die Auswirkungen sexueller Erregung beschränkte. Auch die durch zirkadiane Rhythmik und pulsatile Sekretionsmuster beeinflußten Plasmaspiegel können zu Diskrepanzen bei den einzelnen Untersuchungen geführt haben (Schedlowski et al. 1992, Richter et al. 1996). Punktuelle Blutabnahmen zum Zeitpunkt der höchsten sexuellen Erregung oder während des Orgasmus sind nicht ohne weiteres möglich. Dadurch können Schwankungen von Hormonen mit kurzer Halbwertzeit wie bei den Katecholaminen kaum erfaßt werden (Adrenalin hat eine Halbwertzeit von ca. 1,2 min.). Diese Problematik hat sich auch bei streß-induzierten Prolaktinanstiegen gezeigt (Noel et al. 1976).

In der vorliegenden Studie war das Hauptaugenmerk auf die Effekte sexueller Aktivität in Form von sexueller Erregung und Orgasmus auf psychologische (Zustandsangst, wechselnde Stimmungszustände, subjektiv empfundene Aktivierung etc.) kardiovaskuläre (Herzfrequenz, Blutdruck) und neuroendokrine Parameter gelegt. Durch ein automatisiertes Blutabnahmesystem wurden über eine Stunde kontinuierlich Blutproben gewonnen, ohne dabei die Probanden zu stören. Unter Berücksichtigung psycho- und peripherphysiologischer Parameter sollte ein umfassendes endokrinologisches Reaktionsmuster sexueller Aktivität erstellt werden. Zu diesem Zweck wurden sympatho-adrenale Hormone (Cortisol, Adrenalin, Noradrenalin), Hypophysenvorderlappen-Hormone (Prolaktin, FSH, LH, hGH, β-Endorphin), sowie Testosteron im Blutplasma gemessen.

Aufgrund der Inkompatibilität der meisten penilen Meßverfahren mit dem mechanischen Vorgang von Masturbation und der teils als störend empfundenen Meßapparatur wurde bewußt auf die Erfassung peniler Parameter verzichtet.

Das Anliegen dieser Untersuchung war es, einen weiteren Puzzlestein eines langsam entstehenden Mosaiks zu enthüllen. In gewissem Sinne ist die vorliegende Arbeit auch ein Impuls für weitere Vorhaben im Bereich der sexualphysiologischen Grundlagenforschung, die überhaupt erst die Erklärung psychobiologischer und neuroendokriner Zusammenhänge sexueller Funktionen und Dysfunktionen möglich macht.

2 HISTORISCH-EVOLUTIONÄRER ÜBERBLICK

Verfolgt man die Frage nach den Ursprüngen und der Entstehung erster sexueller Erscheinungen, findet man Hinweise in der Bakterienwelt, die einige Milliarden Jahre zurückdatieren. „Sexualität ist zwar gefährlich, aber notwendig", so lautet der Leitsatz der Evolutionsbiologen auf der Suche nach dem Sinn der Sexualität.

2.1 DIE „GEBURT" DER SEXUALITÄT: AUSTAUSCHPROZESSE ZWISCHEN BAKTERIEN

Bakterien sind die ältesten Zellstrukturen der Erde und zählen zugleich zu den einfachsten uns bekannten Lebensformen. Wissenschaftler der Universität von Maryland entdeckten in bestimmten Erdschichten Grönlands fadenförmige Bakterien, die 3,8 Milliarden Jahre alt sein dürften. Etwas jünger (3,4 bis 3,2 Milliarden Jahre) sind die Exemplare, die in den südafrikanischen Forschungsstationen Fig Tree und Onverwecht untersucht wurden. Sie scheinen mit einigen noch heute existierenden Arten, die aktiv am ökologischen Gleichgewicht der Biosphäre mitwirken, identisch zu sein.

Seit dem Beginn des Präkumbriums haben Bakterien durch entsprechend leistungsfähige bioenergetische Prozesse die Voraussetzung für die Entstehung der Einzeller und später der mehrzelligen Organismen geschaffen; unter ihrer Herrschaft vollzog sich das Leben von der Anaerobiose zur Aerobiose.

Auf der Stufe der Prokaryonten stellt sich die Fortpflanzung durch Zellteilung in erster Hinsicht als ein erhaltender und von Sexualität unabhängiger Prozeß dar, bei dem durch Replikation des Chromoids genetisch exakt gleiche Tochterzellen entstehen. Diese Jungfernzeugung oder natürliche Klonierung ist ein einfaches, ungefährliches und effektives Verfahren und erklärt die Langlebigkeit mancher Bakterienarten. Über 15000 Arten, Tiere, Pflanzen und Pilze haben sich diese Art der Vermehrung zugelegt, darunter der Löwenzahn und so hoch entwickelte Tiere wie Renneidechsen. Unter diesen Spezies existieren nur Weibchen, die ohne männliche Hilfe Kopien ihrerselbst produzieren. Zeit- und energieraubendes Balzgehabe oder andere Liebesouvertüren sind unnötig, statt dessen dient jedes Lebewesen direkt der Fortpflanzung.

Im Jahre 1946 beobachteten Lederberg und Tatum zum ersten Mal, wie Bakterien über einen Pilus genetisches Material transferierten - die Bakterienkonjugation. Sieben Jahre später wies Heyer eine ausgesprochene sexuelle Polarität bei Bakterien nach, die dafür sorgt, daß nicht bei jeder zufälligen Zellbegegnung eine Konjugation zustande kommt. Hierbei hat die Donatorzelle (F+) die inhärente Fähigkeit, Teile ihres Chromosoms abzugeben und die Rezeptorzelle (F-) wiederum die Fähigkeit, diese zu empfangen. Das Merkmal F+ ist mit einem Fertilitätsfaktor F verknüpft, den Jacob und Wollmann 1958 erstmals entdeckten. Entweder befindet sich dieser Faktor frei im Zytoplasma (als Episom oder Plasmid), oder er ist am distalen Ende des Chromosoms integriert. Zwischen zwei Zellen gleichen sexuellen Faktors scheint es ein regelrechtes Abstoßungsphänomen zu geben, welches den Austausch genetischen Materials verhindert (Ruffié 1986).

Eine in gewissem Sinne vollendete Sexualität läßt sich bei den Protisten erkennen. Diese Organismen sollen sich bezüglich ihres phylogenetischen Ursprungs aus der Verschmelzung verschiedener Bakterienarten gebildet haben (Margulis 1970). Während einige Protistengruppen die ungeschlechtliche Fortpflanzung in Form der Mitose bevorzugen, weisen andere wiederum sexuelle Phänomene auf, die viel deutlicher ausgeprägt sind als in der Bakterienwelt. Zum ersten Mal treten zu einem Zeitpunkt des Zellzyklus spezialisierte Zellen auf - die Geschlechtszellen oder Gameten-, die sich jeweils mit einer gegengeschlechtlichen Gamete zu einer Zygote vereinigen können.

Die Mehrheit aller Lebewesen, über 99 Prozent, üben geschlechtliche Sexualität aus, obwohl dies mit einem ungleich größeren Risiko als die einfache Zellteilung nach Bakterienart verbunden ist. Im sexuellen Zusammenleben gibt es beispielsweise die nicht ungefährlichen rituellen Balzkämpfe zwischen Hähnen, die im Eifer des Gefechts ein leichtes Opfer für Greifvögel sind, oder streitende Walrösser, die im Kampfeifer ihren eigenen Nachwuchs überwalzen. Dazu gesellt sich der Aufwand extravaganter Äußerlichkeiten wie prachtvolle, farbenfrohe Blüten, bunte Federn oder die markanten Geschlechtsteile einiger Affenarten.

Wozu also hat sich der Großteil der Natur auf das aufwendige und gefährliche Unterfangen Sexualität eingelassen?

In diesem Zusammenhang wurde oftmals von der Notwendigkeit des genetischen Polymorphismus gesprochen, der unabdingbar für die

Anpassung an sich verändernde Umweltbedingungen sei (Ruffié 1986). Mittlerweile sind viele Evolutionsbiologen der Auffassung, daß dies eine erfreuliche Folge der Sexualität sei, aber sicher nicht ihre Ursache, denn die Umwelt ändere sich dafür nicht schnell genug, sei sie doch meist über viele Generationen stabil. Aus welchem Grund sollten die Lebewesen, die hervorragend an ihre Umwelt angepaßt sind, ihre Erbinformation neu mischen, wenn die nächste Eiszeit erst in 10000 Jahren zu erwarten ist?

Der russische Theoretiker Alexeij Kondrashow weist darauf hin, daß die genetischen Erbinformationen ein sensibler Datensatz seien, dessen Kopie von Generation zu Generation Mutationen unterworfen sei, die nur unter großem Aufwand durch Reperatursysteme ersetzt werden könnten. Kondrashows Folgerung: Sex verteilt diese Mutationen auf zufällige Weise neu. Nur die Lebewesen mit intakten Genen haben eine Überlebenschance, während die anderen früh sterben und so die Erbinformationen „sauber" halten. Beim Menschen beispielsweise kommt es letztendlich nur bei etwa 30% der ursprünglich befruchteten Eizellen zu einer vollständig ausgetragenen Schwangerschaft. In den meisten anderen Fällen erkennt der Organismus schon früh einen Defekt und stößt oftmals noch in den ersten Tagen bis Wochen nach Befruchtung den Keim ab.

Der Amerikaner Bill Hamilton wiederum hält an dem Prinzip der lebensbedrohenden Umweltfaktoren fest. Er hat einen sich von Generation zu Generation schnell ändernden Faktor ermittelt, der weniger in der äußeren, als vielmehr in der inneren Umwelt eines Organismus zu finden ist: Krankheitserreger wie Parasiten, Bakterien, Pilze und Viren.

Keine Klimaveränderung und kein Raubtier, so Hamilton, bedrohe das Leben in dem Ausmaße wie es diese Erreger tun.

Um in einen Organismus eindringen zu können, müssen Krankheitserreger Oberflächenproteine der Wirtszellen erkennen und einen Zugangsmechanismus in Gang setzen. Lebewesen, die diese Epitope im Rahmen der sexuellen Rekombination schnell ändern und seltenere Varianten aufweisen, haben einen Überlebensvorteil. In einem Computersimulationsprogramm ließ Hamilton ungeschlechtliche gegen geschlechtliche Lebewesen ohne und mit der Einflußnahme von Krankheitserregern antreten. Im ersteren Fall hatten die vermehrungsfreudigen Klone schnell an Überhand gewonnen. Sobald Krankheitserreger ins Spiel kamen, zeigten sich jedoch die sexuellen Lebewesen als deutlich überlebensfähiger.

Kurze Zeit später fanden amerikanische Biologen Beweise für diese Theorie in der Natur. Sie beobachteten in Neuseeland Meeresschnecken, die, je nachdem ob sie gerade von parasitischen Würmern befallen waren oder nicht, von sexueller auf ungeschlechtliche Fortpflanzung umschalteten.

Bei Klonierungsversuchen von Mäusen hat man kürzlich den Zellkern einer Embryozelle entnommen und sie in ein entkerntes Ei eines anderen Mäusestammes geschleust. Diese Versuche zeigten nicht nur, daß die Nachkommen kleiner als normal waren, sondern vor allem ein beeinträchtigtes Sexualverhalten aufwiesen (Roemer et al. 1997).

Die Vorstellung, die künstliche Klonierung von Menschen, also eine asexuelle Fortpflanzung, würde einmal Realität werden, hätte wohl keine zukunftsträchtigen Aussichten. Sich addierende Kopierfehler in der Erbinformation oder die abnehmende Immunkompetenz gegenüber heutzutage banalen Krankheitserregern oder sogar Veränderungen im Sexualverhalten würden das menschliche Dasein ernsthaft bedrohen.

2.2 Die Anfänge der Sexualforschung

Von Marquis de Sade zu Krafft-Ebing

Viele Evolutionszyklen nachdem erste sexuelle Phänomene in der Welt der Mikroorganismen stattgefunden hatten, schildert Marquis de Sade (1740-1840) in seinen Romanen als einer der ersten Autoren in fast enzyklopädischem Stil zahlreiche sexuelle Varianten und Perversionen. Vom Ehebruch über Promiskuität, Inzest und Sodomie zu aggressiven, quälenden bis zum Lustmord gehenden Handlungen. Nach ihm ist die sexuelle Perversion des Sadismus benannt, bei dem die sexuelle Befriedigung daher resultiert, dem Sexualpartner Schmerzen und Verletzungen zuzufügen. In seiner "Philosophie im Boudoir" propagiert er sexuelle Befreiung und die Überwindung aller religiösen und sittlichen Wertesysteme.

Der österreichische Schriftsteller Sach-Masoch (1836-1895) beschrieb in seinen Erzählungen Szenen, in denen sexuelle Befriedigung an das Erfahren von Erniedrigung und schmerzhafter Qual gebunden ist. Nach ihm ist die sexuelle Perversion des Masochismus benannt.

Im Jahr 1886 setzte der Gerichtspsychiater Krafft-Ebing mit der ersten Auflage der „Psychopathia sexualis“ einen Meilenstein und lieferte mit dem in insgesamt zwölf Auflagen erscheinenden Werk die erste sexualmedizinische Gesamtdarstellung (Brecher 1975). Die Tatsache, daß dieses Buch von einem Gerichtsmediziner herausgegeben wurde, war charakteristisch für die Betrachtungsweise sexuell abnormer Erscheinungen. Das Buch Krafft-Ebings ist eine einzigartige Sammlung furchterschreckender Einzelfälle von Lustmördern, Nekrophilen, Sodomisten, von raffinierten Sadisten und Masochisten. Bei dieser ersten Sexualforschung fehlte gänzlich eine fundierte psychologische Basis oder Theorie. Die Psychiatrie war zu dem Zeitpunkt von der Neurologie noch nicht getrennt; Abhandlungen über sexuelle Perversionen fand man am Rande nervenärztlicher Lehr- und Handbücher. Krafft-Ebing wurde von vielen als der Gründer der modernen Sexologie angesehen.

Von der Nervenheilkunde zur Psychoanalyse

Angesichts der bis dahin kirchlichen und moralischen Auffassungen des Abendlandes, Sexuelles als sündhaft und niederträchtig anzusehen und Abweichungen von der Norm als Besessenheit oder Verbrechen auszulegen, schien die einsetzende Medizinalisierung auf den ersten Blick als Fortschritt zur Objektivierung. Trotzdem wirkte die Vorstellung von Sexualität als einer gefährlichen Kraft weiterhin in das nur scheinbar aufgeklärte, wissenschaftlich denkende 19. Jahrhundert. Masturbation beispielsweise wurde als Verursacher von Impotenz, Epilepsie, Schwindsucht, Schwachsinn, Rheumatismus und Tumoren bis hin zur Homosexualität angesehen (Bullough & Bullough 1977, Haller & Haller 1977, Tannahill 1980).

In einer umfassenden Literaturuntersuchung hat der Kinderpsychiater René Spitz (1952/1953) die in den letzten 100 Jahren empfohlenden

Onaniebehandlungen aufgelistet. Diese Behandlungsmethoden reichten von noch recht harmlos klingenden Maßnahmen wie Hydrotherapie, Diät oder Naturarzneien, über Erziehungs- und Zwangsmaßnahmen bis hin zu chirurgischen Eingriffen wie Zirkumzision und Klitoridektomie oder sogar das Verätzen oder Verbrennen der Geschlechtsteile. Es ließ sich feststellen, daß sich die Einstellung zur Selbstbefriedigung in historischer Sicht als guter Indikator für die Toleranz oder Intoleranz einer Gesellschaft gegenüber Sexualität erwies. Um die Jahrhundertwende kamen, sicherlich auch unter dem Einfluß der Psychoanalyse, tolerantere Einstellungen und fortschrittlichere erzieherische Methoden zum Tragen, die darauf ausgerichtet waren, die mit der Masturbation verknüpften Ängste und Schuldgefühle zu beruhigen. Noch heute taucht die Onanie im Zusammenhang mit neurotischen und endogenen Depressionen auf. Selbstbefriedigung wird mittlerweile als Anzeichen sexueller Reifung gesehen. Studenten und Studentinnen im Alter von 20 Jahren weisen Masturbationserfahrungen von 92% (Männer) und 73% (Frauen) auf (Clement 1986). Das Fehlen von Selbstbefriedigung korreliert mit einer verzögerten körperlichen Reifung oder einer die sexuellen Bedürfnisse bewußt oder unbewußt kontrollierenden Einstellung.

Das zwanzigste Jahrhundert

Am Ende des vorigen und in den ersten Jahrzehnten diesen Jahrhunderts erfolgte unter dem Einfluß der von Sigmund Freud (1856-1939) entwickelten psychoanalytischen Praxis und ihrer Theorien eine Neubewertung der Sexualität. Seine Bücher „Studien zur Hysterie (1895) und die „Drei Abhandlungen zur Sexualtheorie" (1905) stellen Marksteine dar. Die Psychoanalyse trat zum einen als aufklärender Diskurs in

Erscheinung, zum anderen bot sie durch ihre therapeutische Praxis die Möglichkeit im offenen Gespräch die subjektiven und objektiven Erscheinungen der menschlichen Sexualität zur Sprache zu bringen. Frei von traditionellen Werturteilen konnten die unterschiedlichen sexuellen Erscheinungsformen tiefer durchdrungen und verstanden werden. Hierbei spielte auch eine große Rolle, daß in der Psychoanalyse Sexualität ein Grundbaustein menschlicher Entwicklung wurde, insbesondere vor dem Hintergrund der frühkindlichen und kindlichen Entwicklung (Kern 1973, Sulloway 1979). Freud bewertete die Reifung der sexuellen Triebe in den ersten fünf Lebensjahren als Grundlage der Entwicklungspsychologie des Menschen überhaupt, indem er den Triebbegriff über den genitalen Bereich hinaus erweiterte und alle Körperzonen als erogen und libidinös besetzt und alle Formen der Lust als sexuell charakterisierte. Gerade im Hinblick auf das sexualfeindliche Viktorianische Zeitalter, in dem Freud aufwuchs, erschienen diese Theorien als mutigen Schritt nach vorn.

Zur gleichen Zeit publizierte der englische Arzt Havelock Ellis (1859-1939) die sechs-bändige Reihe „Studies in the Psychology of Sex“ (1897-1910). Ellis schrieb viel über die Sexualität der Kinder, worauf sich später auch Freud bezog, und hatte in bestimmten Bereichen bemerkenswert freie und moderne Ansichten. Er stellte fest, daß Masturbation bei beiden Geschlechtern und in allen Altersgruppen vorkam und widerlegte die viktorianischen Ansichten, daß „brave“ Frauen keine sexuellen Bedürfnisse hätten. Bei der Untersuchung sexueller Probleme betonte er eher die psychologische als die organisch-physische Komponente. Seine Schriften richteten sich vor allem auch auf die zahlreichen Variationen sexuellen Lebens aus und bildeten eine balancierende Kraft zu den Ansichten Krafft-Ebings, der diese unterschiedlichen Spielarten als krankhaft ansah (Brecher 1969, 1975).

Die zunehmende publizistische und politische Aktivität von Wissenschaftlern, Künstlern und Politikern in der Zeit vor und nach dem ersten Weltkrieg fand einen Höhepunkt in der Gründung eines Instituts für Sexualforschung im Jahre 1919 in Berlin durch den Arzt Magnus Hirschfeld. Homosexualität erfuhr eine Neubewertung. Es folgten internationale Tagungen, Öffentlichkeitsarbeit und die Herausgabe von Fachzeitschriften. In den Jahren nach dem zweiten Weltkrieg setzte Hans Giese diese Arbeit fort und errichtete in Frankfurt ein privates Institut für Sexualforschung.

In den USA, später auch in europäischen Ländern, erfolgte in der Zeit nach dem zweiten Weltkrieg eine umfassende Bestandsaufnahme sexuellen Verhaltens. Wegbereitend waren vor allem die konsequent durchgeführten Arbeiten des Zoologen Alfred C. Kinsey (1894-1956). Die systematische Befragung von größeren Bevölkerungsgruppen anhand von Fragebögen und persönlichen Interviews führten zu neuen Erkenntnissen über die durchschnittliche Streubreite sexuellen Verhaltens. Seine Ergebnisse über die Häufigkeit homosexueller Handlungen von Männern und Frauen oder die Ermittlung der Masturbationserfahrung von Frauen und die Häufigkeit oraler Praktiken beim Geschlechtsverkehr brachten ihm nicht nur Anerkennung, sondern ließen ihn auch auf massiven gesellschaftlichen Widerstand stoßen (Wickware 1948).

Ähnliche Ergebnisse konnten auch von späteren Untersuchungen aus Schweden, der Bundesrepublik Deutschland und der ehemaligen DDR erbracht werden. Vom behavioralen Standpunkt aus gesehen gibt es nicht nur breite Übergänge zwischen Normalem und Abnormalem, sondern es stellt sich auch die Frage, ob die Feststellung der Norm ein rein numerisches Problem des Durchschnitts wird; das hieße also, daß allein die Häufigkeit eines Verhaltens über ihre Normalität und Rechtmäßigkeit entscheide.

Während Kinsey in erster Hinsicht durch Interviews sexuelle Verhaltensweisen ermittelte, waren William H. Masters und Virginia E. Johnson der Auffassung, daß die Komplexität sexueller Aktivität nur verstanden werden könne, wenn neben psychologischen und soziologischen Aspekten auch die Anatomie und Physiologie beleuchtet werden würde. Im Jahr 1954 begannen sie eine intensive Untersuchung der Physiologie sexueller Erregung an über 700 Frauen und Männern. Zwölf Jahre später erschien das gemeinsame Buch Human Sexual Response (Masters and Johnson 1966), in dem eine minutiöse Beschreibung der beobachteten Vorgänge festgehalten ist. Nicht die subjektiven Erlebnisqualitäten finden hier Erwähnung, sondern vor allem mit Geräten meßbare Parameter wie Muskelkontraktionen des Beckenbodens oder Herz-/Kreislaufparameter. Aber auch diese scheinbar unvoreingenommenen, objektivierenden Schilderungen haben nicht nur aufklärende sondern auch normative Wirkungen gehabt. Die Gleichsetzung sexuellen Verhaltens mit vegetativen Veränderungen und bestimmten muskulären Geschehen verunsicherte viele Frauen und Männer in ihrem sexuellen Erleben.

Im Anschluß an die Untersuchungen des Forscherpaares Masters und Johnson kam es zu einer explosionsartigen Entwicklung von unterschiedlichsten psychotherapeutischen und speziell „sexualtherapeutischen" Verfahren, die im Gegensatz zu den zunächst marktbeherrschenden psychoanalytischen Verfahren an Verhaltensveränderungen und an der sexuellen Funktionsfähigkeit orientiert waren und auf Symptombeseitigung zielten. Es kam zum "Niedergang der Psychoanalytiker, Aufstieg der Sexologen" (Béjin 1984). Schon die psychoanalytische Ausweitung des Sexualitätsbegriffes auf alle zwischenmenschlichen Bereiche schien auf Dauer für diese Disziplin nicht günstig, um sich als Sexualwissenschaft zu etablieren.

2.3 Sexualität Heute

Dem Beispiel Kinseys folgend entstanden zahlreiche Untersuchungen sexuellen Verhaltens und psychosozialer Zusammenhänge unter besonderer Berücksichtigung von Gruppen mit abweichenden sexuellen Neigungen. Die Aktualität dieser Studien ist bis heute bewahrt geblieben. Vergleichende Bestandsaufnahmen zeigen einen sozialen Wandel der Sexualität im Sinne einer Liberalisierung, die sowohl in der westlichen Welt, als auch in den osteuropäischen und asiatischen Ländern festzustellen ist. Dabei haben sich voreheliche Sexualität, Masturbation oder Homosexualität nicht nur als weitverbreitet, sondern auch als neu bewertet herausgestellt.

Verändert hat sich auch die berufliche Ausbildung der Menschen, die heute Sexualforschung betreiben. Waren es in der ersten Hälfte ihrer 100-jährigen Geschichte ausschließlich Ärzte, die sich mit den gewöhnlichen und ungewöhnlichen Erscheinungen des sexuellen Lebens beschäftigt haben, sind es heute ebenso häufig Psychologen und Soziologen.

Empirische Bestandsaufnahmen des Sexualverhaltens und die sich zunehmend entwickelnde Liberalisierung erwiesen sich in zwei Punkten als gegensätzlich: Einerseits wirkten sie befreiend, weil der einzelne mit seiner persönlich erfahrenen Sexualität nicht mehr alleine war und sich über gängiges sexuelles Verhalten seiner Mitmenschen informieren konnte; andererseits erzeugten die publizierten Arbeiten über Homosexualität und Heterosexualität oder Häufigkeit von pubertärer und postklimakterischer sexueller Aktivität in gewisser Weise eine neue normative Kraft, in dem sich der einzelne mit dem Veröffentlichtem maß (Bräutigam 1989).

Zusammenfassend läßt sich sagen, daß Sexualität ein multidimensionales Phänomen mit biologischen, psychosozialen, behavioralen, klinischen, moralischen und geschichtlich-kulturellen Aspekten ist, die in gegenseitiger Wechselbeziehung zueinander stehen. Geschichtliche Betrachtungen zeigen, daß Einstellungen zu Sexualität und ihre Praxis deutlichen zeitlichen und örtlichen Schwankungen unterworfen sind. Mehr als zweitausend Jahre übten Religionen die formende Kraft auf Sexualität aus. Die im letzten Jahrhundert entstandene Sexualforschung von Krafft-Ebing, Havelock Ellis und Sigmund Freud bis zu den einschneidenden Studien von Kinsey und Masters und Johnson übte eine große Wirkung auf das sexuelle Leben der Menschen aus. Die 60er Jahre wurden oftmals als eine Art sexuelle Revolution bezeichnet, wobei hierzu sicherlich Faktoren wie hormonelle Kontrazeptiva, die legendären Protestbewegungen junger Menschen (68er-Bewegung), wachsender feministischer Einfluß und die zunehmende öffentliche Diskussion sexueller Themen beigetragen haben.

3 THEORETISCHE GRUNDLAGEN

„Ein Orgasmus ist wie ein Raketenflug. Erst der Aufstieg, dann das Abschalten und das gleißende Licht des goldenen Apfels, das zum Feuer der Sonne wird, und der strahlend blaue Himmel mit den weißen Wolken unter dir. Dann der großartige Abstieg, langsam am Fallschirm, bis die Erde wieder erscheint, Flüsse und Wiesen und vielleicht die Straßen einer Stadt. Du berührst leicht die Erde und federst wieder hoch, unsichtbar für das geruhsame Vieh am Fluß oder die unruhvoll vorüberhastenden Menschen. Du kommst wieder zur Erde, dann das langsame Abklingen und der tiefe, erfrischende Schlaf."

Eric Berne, 1971

3.1 Allgemeine Sexualphysiologie des Mannes

Bis zu den sechziger Jahren war relativ wenig über die physiologischen Korrelate menschlichen Sexualverhaltens bekannt. Beispielsweise war Kinseys Behauptung, Frauen könnten mehrere Orgasmen hintereinander haben, von der Wissenschaft nicht akzeptiert (Pomeroy 1966). Auch ging man davon aus, daß die vaginale Lubrikation durch Drüsen in der Cervix uteri und die Bartholin-Drüsen bedingt sei. Auch beim Mann waren grundlegende Kenntnisse der Steuerung und Funktion erektiler Vorgänge weitgehend ungeklärt.

Im Jahr 1954 rief das amerikanische Forscherpaar Williams Masters und Virginia Johnson ein experimentelles Programm zur Erforschung sexueller Funktionen beim Menschen ins Leben und leistete hiermit Pionierarbeit. Dieses Projekt umfaßte 382 Frauen und 312 Männer, darunter 276 Ehepaare, aber auch Nichtverheiratete, von denen insgesamt 10.000 sexuelle Abläufe bis zur Befriedigung durch Orgasmus oder Ejakulation erfaßt wurden. Resultate dieser umfassenden Untersuchungen waren vor allem die Erstellung eines 4-Phasen-Modells des sexuellen Reaktionszyklus, das bis heute von Bedeutung ist. Aber auch das 3-Phasen-Modell von Kaplan (1979), das der Erregungs- und Orgasmusphase eine Phase sexuellen Verlangens voranstellt, hat großen Einfluß ausgeübt. Ein ähnliches System („desire", „arousal", and „orgasm") verfolgt auch die diagnostische Klassifikation der *American Psychiatric Association* (1987).

Sicherlich ist es wichtig, gerade bei der Betrachtung und Untersuchung menschlicher Sexualität die Vielfalt und individuellen Muster dieses Phänomens nicht aus den Augen zu verlieren oder zu voreilig an theoretischen Modellkonstrukten zu messen. Die wesentlichen Komponenten sexueller Reaktionszyklen sollen hier grob skizziert und durch neuere empirische Ergebnisse erweitert werden.

Sexuelle Appetenz

Für diesen motivationalen Gesichtspunkt menschlicher Sexualität existieren zahlreiche Synonyme wie Sexualtrieb, Libido, Lust, sexuelles Verlangen oder Appetenz. Es handelt sich um ein komplexes Konstrukt von physiologischen, kognitiven und behavioralen Aspekten, das dem Einfluß menschlicher Entwicklung aber auch kulturellen Einflüssen unterliegt. Dabei sind sexuelles Verlangen und sexuelle Erregbarkeit eng miteinander verwoben. Unterschiede im Ausmaß sexueller Appetenz können u.a. an der Frequenz sexueller Gedanken/Phantasien, dem Interesse, sexuelle Erfahrungen zu initiieren, des Sich-Gewahrseins sexueller Reize aus der Umwelt oder an dem Grad sexueller Frustration gemessen werden.

Von endokrinologischer Seite her existieren klare Hinweise auf eine Beteiligung von Hormonen an der Gestaltung des Sexualtriebes. Vor allem dem Androgen Testosteron und seinen Metaboliten Dihydrotestosteron und 17-β-Östradiol konnte eine Schlüsselrolle in diesem Zusammenhang nachgewiesen werden (Bancroft 1988, Segraves 1988). Diese Aspekte sollen im dritten Unterkapitel näher beleuchtet werden.

Erregungsphase

Durch äußere (taktil, visuell, akustisch und olfaktorisch) oder innere Reize (Phantasien, Träume) kommt es zu einer subjektiven Wahrnehmung von sexueller Erregung sowie zu penilen, aber auch extragenitalen psychovegetativen Reaktionen. Dabei haben die einzelnen Stimuli unterschiedliche Ansatzpunkte im Rahmen eines psychosomatischen Kreislauf-Modells sexueller Erregung (siehe Abb. 3.1). Das Schema zeigt eine Sequenz von Abläufen, die letztendlich zu genitalen und extragenitalen Reaktionen führt, die durch ein „Feedback-Mechanismus" den Kreis schließen. Unter zentraler Erregbarkeit ist ein androgenabhängiges Konstrukt zu verstehen, das für sexuelle Appetenz, erotische Fantasien und spontane, nächtliche Erektionen verantwortlich ist. Über die Sinnesorgane aufgenommene externe Stimuli werden vorwiegend auf androgen-unabhängige Weise verarbeitet (Bancroft 1988). Neuere Erkenntnisse belegen für bestimmte Parameter indessen ebenfalls einen androgen-abhängigen Mechanismus (Carani et al. 1995).

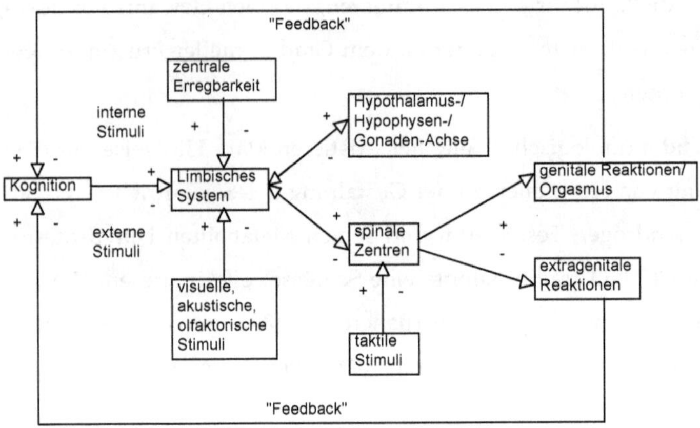

Abb. 3.1: Schematisierter Kreislauf sexueller Reaktionen (modifiziert nach Bancroft, 1988)

Die Erforschung zentraler Mechanismen sexueller Erregung beschränkt sich vorwiegend auf tierexperimentelle Studien an Ratten (Everitt et al. 1991). Primär involvierte Hirnregionen sind die Regio praeoptica medialis (MPOA) des Hypothalamus und damit assoziierte Strukturen des limbischen Systems. Der Hippokampus empfängt optische, akustische, taktile, viszerale und in geringem Maße olfaktorische Impulse und fungiert als ein Integrationsorgan, das über seine Verbindungen mit dem Hypothalamus, den Septumkernen und dem Gyrus cinguli das endokrine, viszerale und emotionale Geschehen beeinflußt. Eine Schlüsselrolle in der zentralen Steuerung sexuellen Verhaltens spielen das monoaminerge und das peptiderge System (Dornan & Malsbury 1989).

Die seit längerem bekannten Wirkungen von Pheromonen auf die Sexualsphäre bei Tieren (Sorensen 1996, Christensen et al. 1996) wird mittlerweile auch beim Menschen als ein das Sexualleben beeinflussender Faktor vermutet (Cutler et al. 1996).

Die penile Erektion resultiert aus einem komplexen Zusammenspiel zentralnervöser, peripherer und lokaler Faktoren, die im ganzen zu einer Relaxation der glatten Muskulatur der Corpora carvernosa und der sie versorgenden Gefäße führen. Durch die Herabsetzung des peripheren Strömungswiderstandes in den helicinen und cavernösen Arterien kommt es zum arteriellen Einstrom in die expandierten Lakunen. Zusätzlich wird durch die Kompression der subtunikalen Venen gegen die Tunika albuginea der venöse Abfluß verringert und die Tumeszenz und volle Erektion eingeleitet. Neben den Corpora cavernosa erfahren in etwas geringerem Ausmaß auch die Glans penis und das Corpus spongiosum eine Zunahme ihrer Größe. Es kommt zu einer Anhebung und Vergrößerung der Hoden, sowie eine Verdickerung und Straffung der Skrotalhaut. Auf nervaler Ebene dominiert im flakziden Zustand des Penis die sympathische Innervation des thorakolumbalen Systems, die eine Kontraktion der sinusoidalen Muskulatur und der terminalen Arteriolen herbeiführt. Tumeszenz und Rigidität ist durch den Einfluß des parasympathischen Systems bestimmt, das die oben geschilderten Mechanismen hervorruft. Die Phase der Detumeszenz wird durch die Abnahme der parasympathischen und Zunahme der sympathischen Aktivität eingeleitet.

Die für diese Vorgänge beteiligten Neurone können reflektorisch durch Afferenzen umliegenden Gewebes oder psychogen durch kortikale Strukturen aktiviert werden (Jünemann et al. 1987, Batra et al. 1990). Gesicherte Erkenntnisse zu möglichen Neurotransmittern existieren bislang nur zu Acetylcholin, dem Neuropeptid VIP (Vasoaktives Intestinales Polypeptid) und dem Stickoxid (NO). Desweiteren kann man von adrenergen, cholinergen, nonadrenerg-noncholinergen, endothelialen, autakoiden und hormonellen Mechanismen ausgehen (Andersson et al. 1995).

Plateauphase

Die Plateauphase wird als eine hohe Stufe sexueller Spannung angesehen, von der aus der Orgasmus oder eine langsame Abnahme der sexuellen Erregung möglich ist. Ihre Dauer kann sehr unterschiedlich sein. Vor dem sexuellen Höhepunkt nimmt der Penisdurchmesser nochmals geringfügig zu, wobei vor allem die Corona penis betroffen ist. Die Hoden sind nun vollständig eleviert, und von den Cowper-Drüsen wird ein Vorsekret sezerniert. Zusätzlich zu den penilen Reaktionen manifestieren sich eine Reihe von extragenitalen Erscheinungen, die vor allem psychovegetative Größen wie Blutdruck, Herzfrequenz, Hauttemperatur und -farbe , Atmungstiefe und -frequenz, Schmerzempfindlichkeit und elektrodermale Aktivität betreffen. Diese peripheren nicht genitalen Erscheinungen sind individuell sehr unterschiedlich und weisen nach dem heutigen Erkenntnisstand kein Muster auf, das spezifisch für sexuelle Erregung ist (Zuckerman 1971, Bancroft 1989).

Hinsichtlich des kardiovaskulären Systems kommt es während sexueller Erregung zu einem signifikanten Anstieg der Herzfrequenz, der beim Koitus (Bartlett 1956, Nemec et al. 1976, Bohlen et al. 1984) deutlicher als bei Masturbation ausgeprägt ist (Murphy et al. 1987, Graber et al. 1991) und somit auch von der Art der sexuellen Praktik und ihrer physischen Anforderung an den Körper abhängt. Systolischer und diastolischer Blutdruck erfahren ebenso eine deutliche Zunahme (Nemec et al. 1976, Carmichael et al. 1994).

Die muskuläre Spannung nimmt zu, und es kann zu einer Pupillenerweiterung, Reduktion der Hautleitfähigkeit und einer Versteifung der Brustwarzen kommen. Der von Masters und Johnson beschriebene „sex-flush" tritt im Gegensatz zu Frauen bei nur einem geringen Prozentsatz von Männern auf.

Orgasmus

Die meist nur wenige Sekunden andauernde Orgasmusphase wird durch ein Gefühl der Unvermeidbarkeit der Ejakulation eingeleitet und ist der finale Höhepunkt sexueller Erregung. Diese Phase ist durch rhythmische Kontraktionen der Beckenbodenmuskulatur und der ableitenden Samenwege gekennzeichnet. Beim Mann lassen sich zwei Phasen des Orgasmus unterscheiden: die Emission und die Ejakulation. Während der Emissionsphase, die vermutlich unter thorakolumbaler Kontrolle steht, werden durch den Nervus hypogastricus α-adrenerg vermittelte Kontraktionen der glatten Muskulatur der Vasa deferentes, der Prostata und der Vesiculae seminales ausgelöst. Dadurch wird das Ejakulat in die Pars prostatica der Urethra befördert. Der koordinierte Verschluß des Musculus sphinkter urethrae internus und die Öffnung des M sphinkter externus leiten den Samen in den Bulbus urethrae. Von hier aus wird die Samenflüssigkeit in der Ejakulationsphase durch klonische Kontraktionen des Musculus bulbocavernosus schubweise hinausbefördert (de Groat 1980). Diese Phase steht unter dem Einfluß eines sakralen Reflexes.

Periphere Reaktionen des Organismus können erheblich variieren: Anspannung und Kontraktionen der Skelettmuskulatur können gar nicht aber auch sehr stark ausgeprägt sein und einem epileptischen Anfall ähneln. Meist treten unwillkürliche rhythmische Kontraktionen des Musculus sphinkter ani auf. Bei einigen Männern kommt es zu einem starken Anstieg der Atemfrequenz, bei anderen tritt eine kurze Zeit des atemlosen Luftanhaltens ein. Recht einheitlich fallen dagegen der Anstieg der Herzfrequenz auf bis zu 180 Schläge pro Minute und eine Erhöhung des Blutdrucks aus (Bohlen et al. 1984, Graber et al. 1991).

Refraktärphase

Innerhalb von wenigen Sekunden nach der Ejakulation erfolgt die Detumeszenz des Penis und ein schneller Erregungsabfall. Abhängig von dem Fortbestehen psychischer oder äußerer Reize (z.B. fortdauernde Umfassung des Gliedes durch die Vagina) kann es längere Zeit dauern, bis der Penis wieder die Größe vor der sexuellen Erregung annimmt. Extragenitale Reaktionen wie motorische Anspannung, erhöhte Herzfrequenz und Blutdruck kehren im Laufe weniger Minuten auf Ausgangswerte zurück. In dieser Rückbildungsphase besteht mindestens für einige Minuten keine Ansprechbarkeit auf sexuelle Reize, sowie die Unfähigkeit zu erneuter Ejakulation. Diese Refraktärzeit ist durch einen psychophysiologischen Widerstand gegen erneute sexuelle Stimulation gekennzeichnet.

Während Masters und Johnson (1966) die Refraktärzeit als ein spezifisch männliches Phänomen ansehen, weisen andere darauf hin, daß es durchaus Frauen gäbe, die eine Refraktärphase beschreiben (Davidson 1980).

Allgemein gilt die Auffassung, daß ein Orgasmus auch immer mit einer Ejakulation assoziiert ist. Unter pathologischen Bedingungen kann sich diese Verbindung auflösen: Einige an Erektionsstörungen leidende Männer ejakulieren, ohne einen vollständigen Orgasmus zu haben; querschnittgelähmte Männer wiederum können orgasmusartige Zustände erleben, ohne zu ejakulieren. Es wird jedoch auch berichtet, daß ein gewisser Teil der Jungen, die vor der Pubertät masturbieren, innerhalb weniger Minuten mehrfache Orgasmen haben können, diese Fähigkeit sich mit Eintritt der Pubertät jedoch reduziert (Kinsey et al. 1948). Masters und Johnson beobachteten bei Männern unter 30 Jahren innerhalb weniger Minuten wiederholte Ejakulationen und Orgasmen, ohne daß sich eine ausgeprägte Refraktärphase nachweisen ließ und betrachteten dieses als ein multiejakulatorisches Phänomen. In einer Befragung von Robbins & Gordon (1978) von 13 Männern zwischen 22 und 56 Jahren stellte sich heraus, daß diese Männer bis zu zehn Orgasmen während des Geschlechtsverkehrs haben konnten, bevor es letztendlich zur Ejakulation kam. Allerdings wurde in dieser Studie nur bei einem Probanden die erfragten genitalen und extragenitalen Parameter wie Herzfrequenz, Blutdruck, Myotonie, Urethral-Kontraktionen, peniler Umfang und veränderter Bewußtseinszustand auch im Labor untersucht. Bezüglich Frauen wird angenommen, daß zwischen 12% (Masters und Johnson 1966) und 32% (Kaplan 1974) multiple Orgasmen haben.

Robbins & Gordon gehen von einer größeren Anzahl potentiell „multiorgastischer" Frauen aus.

3.2 NEUROENDOKRINE AUSWIRKUNGEN SEXUELLER AKTIVITÄT

Unterschiedliche neuroendokrine Systeme

Bei der Untersuchung neurobiologischer/-endokriner Korrelate sexuellen Verhaltens kristallisieren sich vier wichtige Systeme heraus, die in einem regen interagierenden Prozeß zum einen Sexualverhalten modulieren, aber auch in umgekehrter Richtung durch sexuelle Aktivität beeinflußt werden.

Dies sind:

1.) das zentrale monoaminerge System

2.) das zentrale peptiderge System

3.) das neuroendokrine System

4.) das System peripherer endokriner Organe

Die ersten beiden Systeme sind vorwiegend im Hypothalamus und diesem Gebiet assoziierten Strukturen lokalisiert und werden in Kapitel 3.4 erläutert. Die Inhalte dieser Studie betreffen die unter Punkt drei und vier genannten Systeme.

Unterschiedliche Achsen

Es sollen zum einen die in dieser Studie untersuchten, aber auch andere interessant erscheinende Hormone bezüglich ihrer allgemeinen Physiologie und ihrer Beteiligung am männlichen Sexualverhalten behandelt werden. Dabei werden vier funktionelle Achsen, die sich auf ein, zwei bzw. drei Ebenen erstrecken, Beachtung finden:

1.) „Drei-Level-Achse"

Die *Hypothalamo-Adenohypophysen-(Cortico-)Gonaden-Achse,* die die Gonadotropine FSH und LH und durch diese gesteuert das Sexualsteroid Testosteron hervorbringt. In diese Klasse gehört auch das ACTH und das Cortisol, das aus funktionellen Gründen im sympathoadrenalen System erwähnt wird.

2.) „Zwei-Level-Achse"

Die *Hypothalamo-Adenohypophysen-Achse,* die das Gonadotropin Prolaktin, sowie β-Endorphin und hGH ausschüttet.

3.) „Ein-Level-Achse"

Die *Hypothalamo-Neurohypophysen-Achse,* die Vasopressin und Oxytocin sezerniert.

4.) Das sympathoadrenale System:

Cortisol, Adrenalin, Noradrenalin.

(modifiziert nach Nicoli & Nicoli 1995)

Auch diese Einteilung ist vereinfachend schematisiert, zumal sich die meisten Hormone bezüglich ihrer Wirkorte nicht in scharf abgetrennte Klassen einteilen lassen.

3.2.1 Gonadotrope Hormone der Adenohypophyse

Prolaktin

PHYSIOLOGIE Beim Prolaktin handelt es sich um ein einkettiges Polypeptidhormon mit einem Molekulargewicht von 22.500 Dalton. In seiner Struktur ähnelt es dem humanen Wachstumshormon hGH und dem von der Plazenta sezernierten humanem Plazentalactogen (hPL). Die Prolaktinsekretion unterliegt vorwiegend einer negativen hypothalamischen Kontrolle (Frantz 1973), wobei der prolaktininhibierende Faktor (PIF) wahrscheinlich Dopamin oder eine dopaminähnliche Substanz ist. Thyreotropin-Releasing Hormon (TRH) hat zwar einen stimulierenden Effekt auf die Prolaktin-Sekretion, ist vermutlich aber nicht identisch mit dem vermuteten Prolaktin-Releasing Faktor (PRF) (Kubota et al. 1984, Barbieri et al. 1985).

Stimuli der Prolaktinfreisetzung sind u.a. Saugreiz, Hypoglykämie, Streß und Östrogene. Die stimulierend wirkenden Östrogenkonzentrationen bei der Frau sorgen für entsprechend höhere Prolaktinwerte im Blut (Mann: 1-15 ng/ml, Frau: 5-25 ng/ml). Die Sekretion unterliegt einem zirkadianen Rhythmus mit Höchstwerten während des Schlafes. Hyperprolaktinämie, die bei Makro- und Mikroadenomen, Hypothyreose und Nebenniereninsuffizienz auftreten kann, führt nicht selten über eine Hemmung der Gonadotropinsekretion zur Unterdrückung der Gonadenfunktion mit konsekutivem Libidoverlust und Potenzstörungen beim Mann. Während Prolaktin bei der Frau an der Laktogenese und wahrscheinlich an der Mammogenese und der physiologischen Laktationsamenorrhö beteiligt ist, bleibt die Bedeutung dieses Hormons beim

Mann weitgehend ungeklärt. Es soll allerdings im Hoden für die Steigerung der LDL-Cholesterinaufnahme und die Förderung der Testosteronsynthese verantwortlich sein. Aus diesem Grund kann es zu den gonadotropen Hormonen gezählt werden (Pschyrembel 1990).

Sexuelle Erregung und Orgasmus Die Auswirkungen veränderter Prolaktinspiegel auf das Sexualverhalten beim Mann sind gut dokumentiert (siehe Kapitel 3.3). Umgekehrt dagegen existieren nur wenige widersprüchliche Hinweise, inwiefern Prolaktin durch sexuelle Aktivität beeinflußt wird.

Bei einer Untersuchung der endokrinen Auswirkungen visueller, erotischer Stimuli stellten Carani et al. (1990) höhere Prolaktin-Plasmaspiegel in der Kontrollgruppe fest. In einer anderen Studie waren die Prolaktinspiegel indessen beim Versuchskollektiv erhöht, wobei sich im Untersuchungsverlauf bei beiden Gruppen ein tendentieller Konzentrationsabfall dieses Hormons abzeichnete (Rowland et al. 1987). Andere Autoren wiederum fanden keine Alterationen der Prolaktin-Konzentrationen zum Zeitpunkt der Ankündigung eines 90-minütigen pornographischen Videos, eine Stunde nach Beginn des Films und 4,5 Stunden nach Ende des Stimulus (Stoléru et al. 1993).

In tierexperimentellen Untersuchungen wurden sexualphysiologische Zusammenhänge unter Berücksichtigung von Kopulation/Ejakulation betrachtet. Demnach bleiben bei Ratten und Mäusen Prolaktinspiegel durch sexuelle Erregung allein unberührt, erfahren jedoch unmittelbar nach einer Ejakulation eine steile Konzentrationszunahme (Kamel et al. 1977, Bronson & Desjardins 1982).

FSH

PHYSIOLOGIE Das im Hypopyhsenvorderlappen gebildete follikelstimulierende Hormon ist ein gonadotropes Glykoproteohormon, das aus zwei nicht kovalent verbundenen Untereinheiten, der α- und der β-Kette, besteht. Sein Molekulargewicht beträgt 32.600 Dalton und ist in seiner Struktur dem LH und dem TSH sehr ähnlich. Die β-Kette des FSH bedingt die biologische und immunologische Spezifität des Gesamtmoleküls. Unter Einfluß des im Hypothalamus produzierten Luteinisierenden-Hormon-Releasing-Hormons (LH-RH oder GnRH) wird FSH von den basophilen Zellen des Hypopyhsenvorderlappens sezerniert. Über einen negativen Rückkopplungsmechanismus durch die Sexualsteroide auf Hypophyse und Hypothalamus wird die Sekretion des FSH gesteuert. Die FSH-Sekretion verläuft in einer konstanten Basalproduktion mit episodischen Pulsen (Backstrom et al. 1982, Reame et al. 1984). Dabei sind die Konzentrationsschwankungen des FSH wesentlich schwächer ausgeprägt als die des LH. Beim Mann sind diese beiden Gonadotropine für die Stimulation und Aufrechterhaltung der Spermatogenese in den Tubuli seminiferi der Testes verantwortlich.

SEXUELLE ERREGUNG UND ORGASMUS Nur vereinzelte Studien haben sich mit dem follikelstimulierenden Hormon und seiner Beteiligung an sexuellem Verhalten beschäftigt.

La Ferla et al. (1978) konnten keinen Einfluß von durch pornographische Stimuli ausgelöster sexueller Erregung auf FSH-Plasmaspiegel feststellen, bemerkten jedoch allgemein höhere Konzentrationen während einer zweiten, darauffolgenden Messung ungeachtet dessen ob unter Kontroll- oder Experimentalbedingungen.

Eine Untersuchung an acht Frauen und fünf Männern konnte vor und direkt nach dem Geschlechtsverkehr, sowie innerhalb der darauffolgenden 8,5 Stunden keine Veränderungen der Gonadotropine FSH und LH feststellen (Lee et al. 1974). Ähnliche Ergebnisse publizierten auch Stearns et al. (1973), die allerdings einen kürzeren Meßzeitrahmen wählten.

Im Rahmen tierexperimenteller Studien stellten Irvine et al. (1991) eine Induktion der pulsatilen Sekretion von FSH in den hypothalamohypophysären Portalvenen bei Hengsten fest, die für 8-30 Minuten rossigen Stuten ausgesetzt wurden. An weiblichen und männlichen Ratten konnte eine Stunde nach Kopulation ein tendentieller, nicht signifikanter und nach drei weiteren Stunden ein signifikanter Anstieg hypophysärer FSH-Konzentrationen verzeichnet werden (Taleisnik et al. 1966). Messungen peripherer Plasma-Konzentrationen von FSH an Ratten und Mäusen ergaben sowohl nach sexueller Stimulation (Bronson et al. 1982), als auch nach Kopulation keine Alterationen (Kamel et al. 1978).

LH

PHYSIOLOGIE Das luteinisierende Hormon ist ebenfalls ein gonadotropes Glykoproteohormon mit einem Molekulargewicht von 29.400 Dalton. Es setzt sich aus einer α- und einer β-Kette zusammen, wobei die β-Untereinheit Träger der biologischen und immunologischen Eigenschaften des Moleküls ist. Ebenso unterliegt seine Freisetzung der Regulation durch das GnRH. Es ist auch unter dem Namen „interstitielle Zellen stimulierendes Hormon" (ICSH) bekannt. Seine wichtigsten physiologischen Wirkungen sind die Regulation der inkretorischen (Steroidbiosynthese in den Leydig-Zwischenzellen) und der generativen Funktionen der Gonaden (Spermatogenese).

Sexuelle Erregung und Orgasmus LH-Plasmaspiegel zeigten sich sowohl nach sexueller Stimulation als auch nach Kopulation bei sieben unterschiedlichen Säugetier-Spezies erhöht (Taleisnik et al. 1966, Katongole et al. 1971, Sanford et al. 1974, Ellendorf et al. 1975, Kamel et al. 1975, Coquelin & Bronson 1980, Graham & Desjardins 1980); andere Studien hingegen können diese Beobachtungen nicht belegen (Convey et al. 1971, Hilliard et al. 1975, Balin & Schwartz 1976, Quadagno et al. 1979).

Untersuchungen, die sich auch auf LH-Pulsatilität ausrichteten, haben beim Widder mehrfach einen stimulierenden Einfluß sexueller Aktivität - mit oder ohne Ejakulation - auf die Frequenz der LH-Pulsatilität nachgewiesen (Gonzales et al. 1988, 1991a, 1991b). Irvine et al. (1991) belegen einen Anstieg der GnRH-, FSH- und LH-Konzentrationen in venösem Blut der hypothalamo-hypophysären Portalgefäße bei sexuell erregten Hengsten.

Ein ähnliches Bild offenbart sich beim Menschen. Es wurden nach visuell-erotischer Stimulation sowohl erhöhte (LaFerla et al. 1978, Rowland et al. 1987), als auch unveränderte LH-Plasmaspiegel gemessen (Lincoln 1974, Carani et al. 1990). Ebenso waren nach Masturbation (Purvis et al. 1976) und Koitus von diversen anderen Studien keine Veränderungen verzeichnet worden (Fox et al. 1971, Stearns et al. 1973, Lee et al. 1974).

Stoléru et al. (1993) konzentrierten sich erstmals auf die Auswirkungen sexueller Erregung auf die LH-Pulsationen und Testosteron-

Plasmaspiegel bei neun Männern über einen Zeitraum von insgesamt 12 Stunden. Unter Zuhilfenahme von bestimmten Rechenprogrammen wiesen sie unter Normalbedingungen eine LH- bzw. Testosteron-Pulsatilität von 11,2 (± 1,5) bzw. 9,7 (± 1,3) pro 12 Stunden nach. Sexuelle Erregung erhöhte diese Pulsationsfrequenz von LH auf 13,2 (± 1,5) und von T auf 10,8 (± 2,4) während der insgesamt 12-stündigen Meßperiode. Desweiteren zeigte sich eine Zunahme der Amplitude und eine zeitliche Verzögerung des zweiten LH-Peaks nach Präsentation des pornographischen Videos.

3.2.2 Das Sexualsteroid Testosteron

PHYSIOLOGIE Das C-18-Steroid ist das stärkste natürlich vorkommende Androgen. Beim Mann wird Testosteron primär in den Leydig-Zellen der Hoden und nur ein kleiner Teil durch die Konversion von 4-Androsten-3,17-Dion (ASD) gebildet.

Im Vergleich zu Frauen ist die Testosteronrate beim Mann 20mal so hoch. Fast 60% des Hormons ist an das Steroid-Hormon-Bindende-Globulin (SHBG) gebunden, 38-39% locker an Albumin, und nur 1-2% liegt als freie Form vor. Biologisch aktiv ist lediglich das freie und das an Albumin gebundene Testosteron, während SHBG seine Aktivität hemmt.

Sexualspezifische Wirkungen von Androgenen umfassen Funktionen der Geschlechtsdrüsen (Prostata, Samenblasen), Reifung von Samenzellen, Entwicklung sekundärer männlicher Geschlechtsmerkmale (Bartwuchs, Stimmbruch), Ausbildung männlicher Geschlechtsorgane und Geschlechtstrieb (Libido). Einige sexualunspezifische Wirkungen betreffen anabole Funktionen im Stoffwechsel, Knochenreifung und Längenwachstum, Beschaffenheit der Haut und Funktion der Talgdrüsen.

SEXUELLE ERREGUNG UND ORGASMUS Testosteron und seine Metaboliten nehmen eine zentrale Stellung in der Homöostase sexuellen Verhaltens und sexualphysiologischer Funktionen ein (siehe Kapitel 3.3). Die Auswirkungen sexueller Aktivität auf Androgenspiegel beim Mann können als noch nicht endgültig geklärt angesehen werden.

An unterschiedlichen Säugetierspezies ist eine Erhöhung der Testosteronspiegel durch sexuelle Erregung mit oder ohne darauffolgender Kopulation recht kontinuierlich registriert worden (Saginor & Horton 1968, Katongole et al. 1971, Rose et al. 1972, Macrides et al. 1974, Purvis & Haynes 1974, 1975, Sanford et al. 1974).

Beim Mann wurden durch visuelle sexuelle Stimulation sowohl erhöhte (Pirke et al. 1974, La Ferla et al. 1978, Stoléru et al. 1993), als auch unveränderte Testosteronspiegel im Plasma gemessen (Lincoln 1974, Rowland et al. 1987, Carani et al. 1990). Der Zeitpunkt der gemessenen Konzentrationszunahmen des Steroids variierte dabei mit einer Latenz von 0 bis 3,5 Stunden erheblich. Die Gruppe um Rowland wies eine positive Wechselbeziehung zwischen dem Steroid und dem Ausmaß an Entspannung und Wohlsein während der Untersuchung nach. Fox und Mitarbeiter (1972) maßen erhöhte Blutwerte des Testosterons bei einer männlichen Person während und nach Geschlechtsverkehr. Diese Ergebnisse wurden durch eine umfassendere Studie nicht belegt (Lee et al. 1974).

3.2.3 Der POMC-Abkömmling β-Endorphin

PHYSIOLOGIE In den letzten Jahren wurden zahlreiche opioiderge Peptide in ihrer Struktur aufgeklärt. Ihre physiologische Bedeutung ist in vielen Bereichen noch nicht erfaßt. Diese Peptide entstehen aus drei großen Vorläufermolekülen, die im Gehirn, aber auch im Nebennierenmark, im Gastrointestinaltrakt, sowie Vorder- und Zwischenlappen der Hypophyse vorkommen. Dies sind Proenkephalin, Prodynorphin und Proopiomelanocortin (POMC). Von letzterem Molekül stammen das ACTH, das melanozytenstimulierende Hormon (α-MSH) und das β-Lipotropin (LPH) ab. β-Lipotropin ist der unmittelbare Präcursor des β-Endorphins, das sich aus 31 Aminosäuren zusammensetzt und eine stark opiat-ähnliche Wirkung hat. Dementsprechend spielt es eine wichtige Rolle in der Schmerzverarbeitung und -modulierung. Zudem ist es von physiologischer Bedeutung für die Veränderungen des Immunsystems unter Streß, indem es die Funktion der Lymphozyten und die Aktivität des Komplementsystems beeinflußt (Schedlowski et al. 1993, Schedlowski et al. 1995). Endorphine hemmen die Sekretion der hypothalamischen Releasing-Hormone und von Dopamin, d.h. sie hemmen letztendlich die Gonadotropin- und ACTH-Sekretion, wogegen die Prolaktin-Ausschüttung stimuliert wird.

SEXUELLE ERREGUNG UND ORGASMUS Lediglich eine Studie hat sich mit den Auswirkungen visueller, erotischer Stimuli auf Plasmakonzentrationen von β-Endorphin beschäftigt und dabei keine Alterationen feststellen können (Carani et al. 1990).

Wenngleich auch endokrine Effekte sexueller Aktivität bislang nicht ermittelt wurden, gibt es doch Untersuchungen, die sich mit dem Einfluß von Opioid-Gaben und deren Antagonisten beschäftigt haben und dabei vor allem zentrale Mechanismen herausarbeiten konnten (siehe Kapitel 3.3).

3.2.4 Das Wachstumshormon hGH (human Growth Hormone)

PHYSIOLOGIE Das humane Wachstumshormon ist ein Polypeptid aus 191 Aminosäuren mit einem Molekulargewicht von zirka 22.000 Dalton. Es wird in den somatotropen Zellen des Hypophysenvorderlappens synthetisiert und seine Ausschüttung durch hypothalamische hGH-Releasing-Hormone (GHRH) und hGH-Inhibiting-Hormone (GHRIH oder Somatostatin) reguliert (Cockram et al. 1983). Die Sekretion des hGH verläuft pulsatil und unterliegt einer komplexen neurogenen, metabolischen und hormonellen Steuerung.

HGH ist der Hauptregulator für das Körperwachstum, hat direkte metabolische und zelluläre Wirkung und löst indirekt die Freisetzung der Somatomedine (Insulin-like growth factor, IGF) aus (Sonksen et al. 1979).

Die hGH-Sekretion kann durch Streß, körperliche Betätigung, Schlaf, Dopamin, Noradrenalin (α-adrenerge Agonisten), Serotonin, Hypoglykämie, Aminosäuren und erhöhte Fettsäurewerte gesteigert werden. Durch emotionale Deprivation, β-adrenerge Agonisten, Hyperglykämie, fallende Fettsäurewerte und Somatomedin C (IGF-1) kann die hGH-Sekretion gehemmt werden.

SEXUELLE ERREGUNG UND ORGASMUS Zum momentanen Zeitpunkt existieren keine Studien, die sich mit einer eventuellen Beteiligung des Wachstumshormons an sexualphysiologischen Prozessen auseinandergesetzt haben. Angesichts der Beteiligung des Wachstumshormons an psychophysiologischen Aktivierungsvorgängen (Greene et al. 1970, Brown & Heninger 1975, Noel et al. 1976, Richter et al. 1996) erschien es interessant, dieses Hormon mit in die Untersuchung aufzunehmen, um neben Prolaktin und den sympathoadrenalen Hormonen Cortisol, Adrenalin, Noradrenalin einen weiteren Parameter zur möglichen Differenzierung streßbehafteter von sexuell bedingten Reaktionen zu haben.

3.2.5 Die Hormone der Neurohypophyse

Die beiden Hormone Oxytocin und Vasopressin werden in hypothalamischen Kerngebieten, dem Nucleus supraopticus (vorwiegend Biosynthese von Vasopressin) und dem Nucleus paraventricularis synthetisiert. Durch Neurosekretion gelangen die Hormone über den Tractus supraoptico-hypophyseus in den Hypophysenhinterlappen, wo sie an spezifische Proteine, den Neurophesinen, gebunden sind und durch adäquate Stimuli und in Anwesenheit von Kalzium-Ionen aus ihrer Bindung freigesetzt werden. Chemisch sind Oxytocin und Vasopressin cyclische Nonapeptide, die sich nur in den Aminosäureresten in Position 3 und 8 unterscheiden. Die Sekretion beider Hormone kann durch Streß, Schmerz, Erbrechen, Trauma, sowie durch visuelle, auditive, olfaktorische und psychische Reize stimuliert werden.

Es bleibt zu klären, ob Vasopressin als endokriner Marker sexueller Erregung und Oxytocin als „Orgasmus-Marker" angesehen werden können.

Oxytocin

PHYSIOLOGIE Die klassischen Funktionen des Oxytocins sind die Kontraktion glatter Muskulatur des Uterus unter der Geburt, sowie der myoepithelialen Zellen der Brustdrüsen bei der Milchejektion. Seine Freisetzung kann zusätzlich zu den oben genannten Punkten durch Saugreiz und Dilatation der Milchgänge, aber auch durch Stimulation der Cervix uteri und Dilatation der Vagina (Coitus, Geburt) stimuliert werden. Beim Mann konnte bislang keine eindeutige physiologische Bedeutung dieses Hormons nachgewiesen werden, obgleich die Konzentrationen in Plasma, Liquor und Hypothalamus ähnlich wie bei der Frau sind (Robinson 1986).

SEXUELLE ERREGUNG UND ORGASMUS In einem Review von Carter (1992) wird eine Beteiligung des Oxytocins an sozialen und sexuellen Verhaltensaspekten vermutet, die sich jedoch vorwiegend auf schwangere Frauen und Mütter beschränken. Die genauen Funktionen dieses Hormons beim Mann und nichtschwangeren, nichtlaktierenden Frauen bleiben weitgehend ungeklärt.

In Untersuchungen erwies sich Oxytocin als eine Art „Orgasmus-Marker". So steigen bei beiden Geschlechtern während sexueller Erregung und vor allem Orgasmus die Plasmaspiegel dieses Hormons deutlich an (Ogawa 1980, Carmichael et al. 1987, Carmichael et al. 1994).

Während sexueller Erregung kontrahieren sich sowohl gestreifte, als auch glatte Muskelpartien. Man geht davon aus, daß während des Orgasmus vor allem auch die Gebärmuttermuskulatur Kontraktionen erfährt (Masters and Johnson 1966, Fox & Fox 1971, Fox 1976). Obgleich eindeutige Beweise hierfür fehlen, ist es gut möglich, daß Oxytocin das

Entstehen von Muskelkontraktionen des weiblichen und männlichen Reproduktionstraktes während des Orgasmus ermöglicht (Newton 1978, Carmichael et al. 1987). Demnach könnte es bei der Ejektion des Spermas beim Mann, sowie beim Weitertransport der Samenflüssigkeit im weiblichen Reproduktionstrakt beteiligt sein. So hat man an männlichen Mäusen durch Oxytocin auslösbare Kontraktionen des Musculus anococcygeus nachgewiesen. Dieser Muskel ist mit dem männlichen Urogenitaltrakt unterschiedlicher Spezies, darunter auch dem des Menschen, assoziiert (Gibson et al. 1984).

Wie schon erwähnt, sind sowohl bei der Frau als auch beim Mann multiple Orgasmen dokumentiert und untersucht worden (Robbins & Gordon 1978). Davidson (1980) vermutete, daß bei der Frau nur der terminale Orgasmus, der für gewöhnlich mit einer Refraktärphase und sexueller Sättigung vergesellschaftet ist, mit intensiven Uteruskontraktionen einhergehe, während dies bei nicht-terminalen (multiplen) Orgasmen nicht der Fall sei. In der Tat stellten sich auch höhere Oxytocin-Konzentrationen bei terminalen Orgasmen mono- und multiorgastischer Frauen heraus (Carmichael et al. 1987).

Eine andere Studie untersuchte die Zusammenhänge zwischen Oxytocin-Konzentrationen, kardiovaskulären und muskulären Parametern während sexueller Aktivität an 13 Frauen und 10 Männern. Dabei zeigten sich hoch signifikante, positive Korrelationen zwischen Oxytocin und systolischem Blutdruck und Oxytocin und anal-elektromyographischer Aktivität (Carmichael et al. 1994). Bei multiorgastischen Frauen korrelierte die Höhe der Oxytocinspiegel mit der subjektiv quantifizierten Orgasmusintensität.

Es läßt sich vermuten, daß Oxytocin auf lokaler und zentraler Ebene Kontraktionen des Beckenboden- und Genitalbereichs induziert. Auf zentraler Ebene scheint seine Ausschüttung von opioidergen Systemen gesteuert zu werden, da sich seine Sekretion während Orgasmus durch Opioid-Antagonisten wie Naloxon inhibieren läßt (Murphy et al. 1990). Naloxon-Gaben führen außerdem zu einer verringerten subjektiven Wahrnehmung von sexueller Erregung.

Als Neuromodulator ist eine Beteiligung des Oxytocins an kognitiven und affektiven Prozessen (Murphy et al. 1990), sowie hämodynamischen Steuerungsmechanismen während sexueller Erregung und Orgasmus denkbar (Bohus 1980, Monstrastruc et al. 1983, Sofroniew 1983). Auch zeigte sich ein allgemein stimulierender Einfluß von Oxytocin-Gaben auf das Sexualverhalten bei weiblichen und männlichen Nagetieren; Oxytocin-Antagonisten übten dagegen einen hemmenden Einfluß aus (Arletti et al. 1990, Caldwell 1991).

Vasopressin (ADH)

PHYSIOLOGIE Die Hauptaufgabe des Vasopressins besteht in der Osmo- und Volumenregulation, wobei letztere Priorität hat. Die Vasopressin-Sekretion unterliegt einem zirkadianen Rhythmus mit maximalen Konzentrationen zwischen 0 und 4 Uhr. Bei physiologischen Plasmaspiegeln hat es ausschließlich antidiuretische Wirkung (daher auch die Bezeichnung antidiuretisches Hormon, ADH), wogegen in pharmakologischen Dosen auch vasokonstriktorische Eigenschsaften zum Tragen kommen. Es soll die Lern- und Erinnerungsfähigkeit verbessern.

Die physiologischen Stimuli für die Vasopressin-Sekretion sind Anstieg des osmotischen Druckes im Plasma und die Verminderung des effektiven zirkulierenden Blutvolumens. Daneben können Hypoglykämie, Übelkeit, Nikotin und verschiedene Pharmaka einen Einfluß auf seine Ausschüttung ausüben.

SEXUELLE ERREGUNG UND ORGASMUS Sexualphysiologische Vasopressin-Messungen an Tieren haben gegensätzliche Ergebnisse hervorgebracht (Sharma et al. 1973, Stoneham et al. 1985). Lediglich eine Studie hat sich mit Vasopressin-Konzentrationen während sexueller Erregung und Orgasmus beim Mann beschäftigt (Murphy et al. 1987). Dabei wurden erhöhte Werte während der Masturbationsphase, sowie ein Abfall dieser Konzentrationen auf Ausgangsniveau zum Zeitpunkt des Orgasmus ermittelt.

3.2.6 Das sympathoadrenale System

Adrenalin

PHYSIOLOGIE Das auch unter Epinephrin oder Suprarenin bekannte Katecholamin wird in chromaffinen Geweben, Nebennierenmark und Paraganglien des Sympathikus gebildet. Durch nervöse Impulse der Nervi splanchnici wird Adrenalin, aber auch Noradrenalin aus Vesikeln des Nebennierenmarks freigesetzt, so daß es als Hormon auf alle mit Adrenozeptoren ausgestatteten Zellen wirken kann. Man unterscheidet α_1-, α_2-, β_1- und β_2- Adrenozeptoren. Adrenalin wirkt auf diese Rezeptoren mindestens ebenso stark wie Noradrenalin, im Fall des β_2-Rezeptors sogar weitaus stärker.

Vereinfacht dargestellt werden konstringierende Effekte auf die glatte Muskulatur hauptsächlich über α-Rezeptoren ausgelöst, die Relaxation indessen über β-Rezeptoren. Die erregende Wirkung auf den Herzmuskel wird vorwiegend über β_1-Rezeptoren vermittelt.

Im Zentralnervensystem, in der Medulla oblongata fungiert Adrenalin auch als Neurotransmitter in Adrenalin-Neuronen, die allerdings in deutlich geringerer Zahl als Noradrenalin- oder Dopamin-Neurone vorhanden sind.

Wirkungen des Adrenalins erstrecken sich auf kardiovaskuläre Parameter wie Zunahme der Pulsfrequenz, des Herzminutenvolumens und systolischen Blutdruckes, aber auch Verminderung der Darmperistaltik, Erschlaffung der Bronchialmuskulatur und Erweiterung der Bronchien, Pupillenerweiterung und Grundumsatzsteigerung. Desweiteren bewirkt es eine Hyperglykämie und Glukosurie durch Mobilisierung der Glykogenreserven in der Leber und Steigerung der Lipolyse. Zentral kann es zu Unruhe und Angstgefühlen kommen.

SEXUELLE ERREGUNG UND ORGASMUS Siehe unter Noradrenalin.

Noradrenalin

PHYSIOLOGIE Das Noradrenalin (auch Norepinephrin, Arterenol) gewährleistet in der Funktion des Neurotransmitters in postganglionärsympathischen Neuronen (neben ATP, Neuropeptid Y und anderen Peptiden) eine abgestufte ergotrope Reaktion, d.h. eine graduelle Anpassung des Organismus an wechselnde äußere oder innerer Bedürfnisse. Daneben wird es wie Adrenalin über das Nebennierenmark in die Blutbahn freigesetzt, wo es wiederum als Hormon fungiert.

Noradrenalin dient ebenso als Transmitter im zentralen Nervensystem, wo es in Neuronen der Medulla oblongata und der Pons lokalisiert ist.

Es wirkt auf alle oben genannten Adrenozeptoren, allerdings auf β_2-Rezeptoren weitaus schwächer als das Adrenalin. Es unterscheidet sich chemisch von Adrenalin durch das Fehlen einer Methylgruppe und physiologisch durch z.T. schwächere oder gegensätzliche Effekte. Durch seine vasokonstriktorischen Eigenschaften steigert es den systolischen und diastolischen Blutdruck und senkt die Pulsfrequenz ohne das Herzminutenvolumen zu beeinflussen. Hyperglykämie wird erst bei unphysiologisch hohen Konzentrationen erreicht. Es hat nur schwache zentralnervöse Wirkungen.

Sexuelle Erregung und Orgasmus In einer Studie von Levi (1969) erhöhte Film-induzierte sexuelle Erregung beim Mann Noradrenalin- und Adrenalinspiegel im Urin; diese Ergebnisse wurden von Carani et al. (1990) nicht bestätigt. Wiedeking et al. (1977) untersuchten Noradrenalin-Plasmakonzentrationen während Masturbation an einer einzelnen männlichen Person und ermittelten Konzentrationszunahmen von 100-1200%, sowie signifikante Korrelationen zwischen Noradrenalin und der Qualität der sexuellen Erregung und Erektion. Noradrenalin-Konzentrationszunahmen zeigten sich dabei von körperlicher Aktivität abhängig. Tierexperimentelle Studien an Mäusen weisen deutliche Konzentrationszunahmen von Noradrenalin und Adrenalin während sexueller Erregung auf, sofern die Tiere sexuell nicht gesättigt sind (Bronson & Desjardins 1982).

Unterschiede in den methodischen Ansätzen und möglicherweise interferrierende psychische und körperliche Aktivierung seitens der Probanden machen auch hier eine Beurteilung der Ergebnisse problematisch.

Cortisol

PHYSIOLOGIE Cortisol ist ein Steroidhormon mit einem Molekulargewicht von 363,5 Dalton. Seine Biosynthese in der Zona fasciculata der Nebennierenrinde unterliegt der Regulation des hypophysären ACTH, dessen Ausschüttung wiederum durch den Corticotropin-Releasing Faktor (CRF) gesteuert wird. Über einen Feedback-Mechanismus steht Cortisol mit dem hypothalamisch-hypophysären System in Kontakt. Im Plasma ist das Steroid zu etwa 80% reversibel an CBG (Corticosteroid Binding Globulin) gebunden. Der Rest zirkuliert als freie Form und ist der biologisch aktive Anteil.

Die Cortisolwerte unterliegen einem zirkadianen Rhythmus und sind sowohl von Schlaf- und Wachzeiten als auch von den ACTH-Veränderungen im Laufe des Tages abhängig. Am frühen Morgen werden die höchsten Konzentrationen erreicht, die gegen Mittag einen rapiden Abfall erfahren und bis in die Abendstunden weiter abfallen.

Die biologischen Effekte des Cortisols betreffen viele Stoffwechselwege, wie z.B. Steigerung der Gluconeogenese, Erhöhung des Gykogendepots in der Leber und Verringerung des peripheren Glucoseverbrauchs.

Eine Vielzahl von Gründen kann zu einer Aktivierung der Hypothalamus-Hypophysen-Nebennierenrinden-Achse führen mit konsekutiver

Erhöhung der Cortisol-Plasmaspiegel, z.B. bei Nebennierenhyperplasie, Cushing-Syndrom, Herzversagen, Schwangerschaft, Östrogentherapie, Trauma, Streß, Fieber, Schock und Hypoglykämie. Erniedrigte Werte können bei Morbus Addison, Hypopituitarismus, Hypophysentumoren oder hochdosierter Salicylatbehandlung auftreten.

Sexuelle Erregung und Orgasmus Auch beim Cortisol läßt sich nur ein recht uneinheitliches Bild der Auswirkungen sexueller Aktivität herausarbeiten. Sexuelle Erregung, durch visuelle, erotische Stimuli ausgelöst, zeigt zum einen keine signifikanten Effekte auf Cortisolspiegel beim Mann (Rowland et al. 1987) oder aber erhöhte Spiegel in der Kontrollgruppe (Carani et al. 1990). Rowland und Mitarbeiter (1987) ermittelten eine positive Korrelation zwischen Cortisolkonzentrationen und subjektiver innerer Anspannung. Purvis et al. (1975) analysierten unterschiedliche Hormone vor und nach Masturbation bei Patienten, die für eine Spermaprobe in einer Klinik erschienen waren. Dabei zeigten sich wenige Minuten nach dem Orgasmus in punktuell abgenommen Blutproben erhöhte Spiegel verschiedener Steroide. Ähnliche Ergebnisse wurden auch an männlichen, sexuell nicht gesättigten Mäusen durch die Präsenz des weiblichen Gegenparts gemessen (Bronson & Desjardins 1982).

Unter Berücksichtigung der unterschiedlichen methodischen Ansätze läßt sich am ehesten davon ausgehen, daß dem Kortikosteroid Cortisol beim Sexualgeschehen des gesunden Mannes wahrscheinlich keine spezielle Rolle zukommt. Als Indikator psychischer Angespanntheit oder Erregtheit hat es sicherlich eine wichtige Funktion und kann auch hier zur Differenzierung sexueller von nicht-sexueller Erregung dienlich sein.

3.3 Wirkung endokriner Faktoren auf das Sexualverhalten

Alle in dem folgenden Abschnitt besprochenen Hormone haben nicht nur auf peripherer, sondern auch auf zentraler Ebene große Bedeutung in der Steuerung sexueller Funktionen. Da ihre Konzentrationen vor allem beim Menschen als klassische endokrine Parameter im Blutplasma, also in der Peripherie, einfach zu ermitteln sind, werden sie in einem eigenen Kapitel abgehandelt und unter „Zentrale Systeme der Steuerung männlichen Sexualverhaltens" (3.4) nur kurz erwähnt.

3.3.1 Androgene

Androgene sind für die Erhaltung zentraler sexualphysiologicher Vorgänge wichtig

Seit einigen Jahren existieren deutliche Hinweise auf die maßgebliche Beteiligung von Androgenen an der Steuerung männlichen Sexualverhaltens (Bancroft 1988). In diesem Zusammenhang scheint nicht nur dem Testosteron, sondern auch seinen Metaboliten Dihydrotestosteron (DHT) und 17-β-Östradiol eine entscheidende Rolle zuzukommen.

Beim Mann hat Androgenmangel gut vorhersehbare inhibierende Wirkungen auf sexuelle Appetenz (Davidson et al. 1979, Luisi et al. 1980, Skakkebaek et al. 1981, Kwan et al. 1983, Bagatell et al. 1994), die dosisabhängig durch Androgengaben wiederhergestellt werden können (Salmimies et al. 1982, O'Carroll et al. 1985). Auch vermindert sich die

Ausprägung der sogenannten nächtlichen, penilen Tumeszenzen bzw. Erektionen (NPT) bei Androgenmangel, die jedoch ebenso durch Androgenzufuhr normalisiert werden können (Cunningham et al. 1982, O'Carrel et al. 1985, Carani et al. 1992).

Die Effekte auf erektile Funktionen sind dagegen weitaus komplexer. Durch visuelle, erotische Stimuli (VES) ausgelöste Erektionen bei hypogonadalen Männern bleiben auch bei Androgenentzug erhalten (Bancroft et al. 1983, Kwan et al. 1983, Carani et al. 1992). Diese Erkenntnisse führten zu der Annahme eines androgen-abhhängigen und eines androgen-unabhängigen Systems erektiler Funktionen. Messungen der NPT wurden als eine Art Fenster zur Beurteilung neurophysiologischer Substrate androgen-abhängiger Erregung zentralen Ursprungs angewandt, die mit sexueller Appetenz und spontaner, erektiler Ansprechbarkeit in Beziehung stünden (Bancroft 1988). Im Gegensatz dazu wurden die durch VES ausgelösten Reaktionen einem vermutlich androgen-unabhängigen System zugeordnet.

Angesichts neuerer empirischer Ergebnisse muß diese Einteilung neu überdacht werden. Bis vor kurzem basierte die Evaluierung erektiler Funktionen vorwiegend auf der Messung des maximalen penilen Umfanges. Eine neuere Studie (Carani et al. 1995) ergab, daß erektile Reaktionen auf VES bezüglich Dauer der Reaktion, Geschwindigkeit der Tumeszenz und Rigiditätsgrad - Parameter die vorher nie ermittelt wurden - durchaus durch Androgene beeinflußt wird. Diese Annahme wird durch Ergebnisse von Tierversuchen untermauert, die Androgenrezeptoren im erektilen Gewebe von Ratten ermittelt haben (Takane et al. 1991), sowie den Untergang von Nervenfasern und erektilen Gewebes nach Kastration (also Testosteronmangel) beobachtet haben (Baba et al. 1995).

Dennoch bleibt die Unterscheidung zweier System nützlich. Die deutlichen Unterschiede zwischen eugonadalen und hypogonadalen Männern, sowie die weitaus stärker ausgeprägten Effekte der Androgentherapie auf NPT als auf VES-induzierte Reaktionen rechtfertigen diese Zweiteilung (Carani et al. 1995).

Auf zentraler Ebene schreibt man dem Testosteron in der Modulierung eines sexuell stimulierenden dopaminerg-noradrenergen und eines sexuell hemmenden serotoninergen Systems eine wichtige Rolle zu (Frajese et al. 1990, Bancroft 1995).

3.3.2 Prolaktin

HYPERPROLAKTINÄMIE BEEINTRÄCHTIGT SEXUELLE APPETENZ

Prolaktin-sezernierende Adenome sind die häufigsten Hypophysentumoren; die resultierende Hyperprolaktinämie ist in 90% der Fälle mit sexuellen Dysfunktionen vergesellschaftet, die durch Korrektur der Prolaktinspiegel weitgehend behoben werden können (Carter et al. 1978, Franks et al. 1978, Perryman 1981).

Buvat et al. (1985) ermittelten unter 850 Männern, die über erektile Dysfunktionen klagten, 10 Fälle (1,1%) von Hyperprolaktinämie (d.h. Plasmaspiegel über 35 ng/ml), von denen sechs ein Hypophysenadenom aufwiesen. Eine andere Studie konnte unter 136 impotenten Männern acht (5,8%) mit überhöhten Prolaktinspiegeln ausmachen (Schwartz et al. 1982).

Die genauen Wirkmechanismen erhöhter Prolaktinspiegel sowie die Frage, ob primär sexuelles Interesse und/oder erektile Funktionen davon betroffen sind, blieben vorerst unklar. Nächtliche penile Tumeszenz, ein Parameter, der Hinweise auf sexuelle Appetenz geben kann, hat sich bei hyperprolaktinämischen Männern als deutlich vermindert herausgestellt (Cunningham et al. 1982) und ließ sich durch Absenken der Prolaktinwerte mittels des Dopaminagonisten Bromocriptin merklich verbessern (Marrama et al. 1984).

Eine Einzelfallstudie berichtet von einem Patienten mit Appetenzverlust und erektiler Dysfunktion, der nach eingehender Sexualtherapie wieder ein normales Sexualleben führen konnte. Erst nach der erfolgreich verlaufenden Therapie bemerkte man stark erhöhte Prolaktinspiegel. Eine hierauf folgende plazebo-kontrollierte Studie zur Effektivität der Bromocriptin-Behandlung sexueller Dysfunktionen zeigte eine Erhöhung sexueller Appetenz durch Senkung der Prolaktinspiegel. Im Vergleich zur psychologischen Intervention in Form der Sexualtherapie fiel diese Verbesserung jedoch weniger stark aus (Bancroft 1984). Ähnliche Ergebnisse erzielten auch Schwartz et al. (1982), die Patienten trotz im nachhinein festgestellter überhöhter Prolaktinspiegel erfolgreich psychologisch behandelt hatten. Die zusätzliche Behandlung mit dem Dopaminagonisten konnte das sexuelle Interesse jedoch nochmals verbessern.

Wenn auch weitere kontrollierte Studien vonnöten sind, läßt sich dennoch davon ausgehen, daß Hyperprolaktinämie in erster Hinsicht auf zentraler Ebene den Aspekt der sexuellen Appetenz und zumindest nicht unmittelbar penile Erektion tangiert. Die mit Hyperprolaktinämie oftmals einhergehenden erektilen Dysfunktionen könnten eine psychogene Reaktion auf Libidoverlust und die damit verbundenen intra- und interpersonellen Konflikte sein. Dieses psychosomatische Prinzip findet auch Relevanz bei erektilen Dysfunktionen als Folge von hypogonadal bedingtem Testosteronmangel.

In diesem Zusammenhang ist das in vielen Fällen gleichzeitige Auftreten von Hyperprolaktinämie und sekundärem Hypogonadismus interessant (Carter et al. 1978). Der für die Induktion des Hypogonadismus verantwortliche Mechanismus ist noch nicht endgültig geklärt. Zum einen wird vermutet, daß Hyperprolaktinämie für einen stark erhöhten, endogenen opioidergen Tonus verantwortlich ist, der wiederum für eine Inhibierung der pulsatilen GnRH-Sekretion in der Eminentia mediana sorgt. Dies würde einen FSH-/ LH- und konsekutiv einen Testosteron-Konzentrationsabfall mit sich bringen (dieser Aspekt taucht in der Diskussion der Beteiligung von exogenen und endogenen Opioiden am Sexualverhalten nochmals auf, siehe nächster Abschnitt). Auch die lokale Raumforderung eines Makroprolaktinoms kann zu einer Insuffizienz der adenohypophysären Funktionen führen. Zum anderen gibt es Anhaltspunkte dafür, daß die Hyperprolaktinämie direkt den Testosteronmetabolismus beeinflußt und die Empfindlichkeit der Gonaden gegenüber normalen Gonadotropinkonzentrationen herabsetzt. Für diesen Erklärungsansatz spricht, daß bei Männern zwar Potenz- und Libidoverlust, aber keine Störung der Spermiogenese angegeben werden, die eher bei Beeinträchtigung der FSH-/LH-Sekretion auftritt. Die scheinbar enge Verknüpfung zwischen erhöhten Prolaktinwerten und beeinträchtigtem Testosteronstoffwechsel ließe vermuten, daß letztendlich die Androgene für Libido- und Potenzverlust verantwortlich sind und nicht das Prolaktin an sich. Die Substitution exogenen Testosterons unter Hyperprolaktinämie in einer Studie von Buvat (1985) ergab im Gegensatz zu Studien, die auf eine Prolaktinsupprimierung abzielten, jedoch keine signifikante Besserung sexueller Funktionen, was für eine direkte Rolle des Prolaktins bei der Inhibierung sexueller Appetenz spricht.

Bei anderen Untersuchungen kristallisierte sich eine Art Schwelle für Testosteron und Prolaktin heraus. Liegt das Steroid unter bzw. das Peptid über diesem Grenzwert, kommt es zu einer verminderten Anzahl nächtlicher Erektionen (Cunningham et al. 1982). Diesen Sachverhalt können im Prinzip auch Carani et al. (1995) bestätigen, allerdings mit der Einschränkung, daß Prolaktin keine offensichtlichen, direkten Effekte auf penile Erektionen hat und dessen Wirkung nicht durch Testosteron-Gaben nivelliert werden kann. In ihren Untersuchungen zeigen sie, daß hyperprolaktinämische Männer durchaus valide Erektionen in der Nacht (NPT), aber auch während visueller, sexueller Stimuli (VES) haben.

3.3.3 β-Endorphin

β-ENDORPHIN HAT GEGENSÄTZLICHE WIRKUNGEN AUF APPETITIVES UND KONSUMATORISCHES SEXUALVERHALTEN

Es ist seit längerem bekannt, daß chronischer Opioidmißbrauch neuroendokrine Funktionen und sexuelles Verhalten beim Menschen beeinträchtigt. So sind zahlreiche Fälle dokumentiert, die von reduzierter Libido und Impotenz bei Heroinabhängigen und methadonsubstituierten Patienten, aber auch bei Schmerzpatienten unter Opioidtherpie handeln (De Leon & Wexler 1973, Pelosi et al. 1974, Mirin et al. 1980, Paice et al. 1994). Dabei scheint die Abnahme sexuellen Verlangens dosisabhängig zu sein, wobei moderate Dosen des Rauschmittels bei einigen Personen initial zu einer Erhöhung sexueller Appetenz führen (Cushmann 1972, Smith 1982).

Experimentelle Studien an Ratten zeigen, daß im Vergleich der unterschiedlichen endogenen Opioiden vor allem β-Endorphin-Gaben in die Regio praeoptica medialis des Hypothalamus (MPOA) zu vermindertem Sexualverhalten führen (Hughes et al. 1987). Equimolare Dosen an α-Endorphin, Dynorphin-A-(1-17) oder Met-Enkephalin erweisen sich als weniger effektiv (van Furth et al. 1995).

Man ist sich nur ansatzweise darüber im Klaren, auf welche Art und Weise exogen zugeführte oder körpereigene, endogene Opioide auf zentraler Ebene wirken. Dennoch hat man eine Reihe von Beobachtungen neuroendokriner, genitaler und psychologischer Parameter gemacht, die gewisse Rückschlüsse zulassen. So bewirken chronisch zugeführte Opioide eine Atrophie sekundärer Geschlechtsorgane und einen Abfall der Testosteron-Plasmakonzentration (Cicero et al. 1975, Mendelson et al. 1975a), die sich einen Monat nach Drogenentzug wieder normalisiert (Mendelson et al. 1975b). Die in diesem Kontext interessante Betrachtung von LH, aber auch von FSH- und SHBG-Plasmakonzentrationen haben nicht immer eindeutige Ergebnisse zutage gebracht. Es scheint sich allerdings bezüglich des LH eher eine Konzentrationsabnahme, das Steroid-Hormon-Bindende-Globulin betreffend eine Konzentrationszunahme abzuzeichnen, was sinkende Testosteron-Spiegel erklären würde. Außerdem könnte auch die bereits erwähnte hemmende Wirkung zentraler erhöhter Opioid-Spiegel auf die GnRH-Sekretion zum Tragen kommen. So bestehen auch deutliche Effekte von Opioiden auf die Prolaktinsekretion. Vermutlich über eine Hemmung des prolaktin-inhibierenden dopaminergen Systems wird eine vermehrte Sekretion dieses Gonadotropins induziert (Grossman 1987), dessen erhöhte Plasmaspiegel, wie oben geschildert, mit Libidoverlust vergesellschaftet ist. Die Existenz einer opioiderg-dopaminergen Interaktion wird auch durch die inhibierende Potenz von Morphin auf spontane und dopamin-induzierte Erektionen an Ratten belegt (Berendson & Gower 1986).

Wieder erscheint an dieser Stelle die Trias „erhöhter endogener opioiderger Tonus, Hyperprolaktinämie und beeinträchtigter Testosteronmetabolismus", die zum Verlust sexueller Appetenz führt.

Administrationen des Opioid-Antagonisten Naloxon bewirken bei gesunden Männern in der Regel einen stimulierenden Effekt auf sexualphysiologische Parameter (Mendelson et al. 1978) und führen auch bei Patienten mit idiopathischen erektilen Dysfunktionen zu verbesserter Erektionsfähigkeit (Fabbri et al. 1989). Diese Erkenntnisse ließen einen erhöhten opioidergen zentralen Tonus bei diesen Patienten vermuten, der den Aspekt der Libido weitgehend unbeeinflußt läßt, erektile Funktionen dagegen beeinträchtigt.

Die proerektilen Eigenschaften einer kombinierten Gabe von Opioid-Antagonisten (Naloxon) und α_2-Rezeptorenblockern (Yohimbin) bei gesunden Männern lassen eine funktionelle opioiderg-noradrenerge Einheit beim Erektionsgeschehen annehmen (Charney & Heninger 1980).

Van Furth et al. (1994) haben die von Fabbri et al. (1989) bereits beobachteten unterschiedlichen Einflüsse des β-Endorphins auf appetitives und konsumatorisches Sexualverhalten näher betrachtet. In ihrer Untersuchung konnten an männlichen Ratten durch Naloxon-Gaben motivationale Aspekte gedrosselt, sexualphysiologische Parameter während Kopulation hingegen gefördert werden. Demnach könnte dem β-Endorphin also ein stimulierender Effekt auf motivationale, sowie eine inhibitorische Wirkung auf konsumatorische Aspekte des Sexualverhaltens zugeschrieben werden. Es wird desweiteren eine Art endogene „Belohnungsinstanz" opioidergen Types vermutet, die durch sexuell-antizipatorische Mechanismen aktiviert wird und in der Folge motivationale Aspekte fördert. Der eigentliche Vorgang der Kopulation bzw. Geschlechtsverkehrs erfordert indessen einen verminderten opioidergen Tonus.

Sollten sich diese Erkenntnisse auch auf den Menschen übertragen lassen, so haben bei chronischen, hochdosierten Opioid-Gaben wohlmöglich inhibierende Faktoren wie erhöhte Prolaktin- oder erniedrigte Testosteronspiegel in ihrer Wirkung längerfristig gesehen ein Übergewicht im Vergleich zu den auf motivationale Aspekte fördernden Eigenschaftten des Opioids. Diese Theorie würde auch die bei einigen Personen initial beobachteten sexuell stimulierenden Effekte von Opioid-Gaben erklären.

3.4 Zentrale Systeme der Steuerung sexuellen Verhaltens

Die Erforschung von Neuropeptiden und Monoaminen im Kontext sexuellen Verhaltens beschränkt sich vorwiegend auf tierexperimentelle

Studien an Ratten, Mäusen oder Kaninchen. Nach systemischer, intrazerebraler oder intrazerebroventrikulärer Injektion von Peptiden oder Monoaminen und deren Antagonisten und Antiseren werden in der Regel die Latenz bis zur Kopulation, Intromission des Gliedes in die Vagina und Ejakulation sowie das postejakulatorische Intervall gemessen (PEI).

Aus einleuchtenden Gründen lassen sich nur in wenigen Fällen Erkenntnisse anhand von Humanstudien gewinnen. Ein knapper Überblick soll die bereits besprochenen endokrinen Effekte sexueller Aktivität im Licht der Betrachtung zentraler Prozesse um einige Hinweise erweitern.

3.4.1 Das neuropeptiderge System

Mit sexuellem Verhalten assoziierte Peptide sind vornehmlich im Hypothalamus und diesem Gebiet verbundenen Regionen lokalisiert. Im einzelnen sind dies die Regio praeoptica medialis (MPOA), der Nucleus ventromedialis (VMN), der Nucleus paraventricularis (PVN) und das Kerngebiet der Stria terminalis (BnST). In der MPOA konnten eine Vielzahl von unterschiedlichen Neuropeptiden ausfindig gemacht werden, die z.T. von anderen Körperregionen schon länger bekannt sind. So finden sich dort die verschiedenen Releasing-Hormone (GnRH, CRH, TRH, Somatostatin) und Opioide (β-Endorphin, Met- und Leu-Enkephalin, Dynorphin A,B), aber auch Peptidhormone der Adeno- und Neurohypophyse (Prolaktin, α-MSH, ACTH, Oxytocin, Vasopressin) und des Gastrointestinaltraktes (Substanz P, Cholecystokinin, Neuropeptid Y, VIP, Galanin) (Simerly et al. 1986, Palkovits 1988).

Es wird davon ausgegangen, daß einige für das Sexualverhalten relevante Neuropeptide in ihrer Konzentration durch Testosteron und seine Metaboliten 17-β-Östradiol und 5-α-Dihydrotestosteron reguliert werden (Dornan et al. 1989).

Ein Review von Dornan et al. (1989), hier durch einige neuere Arbeiten erweitert, gibt die Essenz zahlreicher Studien in folgendem Bild wider: Es existiert eine auf sexuelles Verhalten stimulierend wirkende Gruppe von Peptiden, der Substanzen wie GnRH, Oxytocin, α-MSH, Substanz P, und Vasopressin (Moore et al. 1983) angehören. Peptide mit inhibitorischer Wirkung sind CRF, β-Endorphin (van Fuhrt et al. 1995), Prolaktin, Neuropeptid Y und Galanin (Bloch et al. 1993). Interessanterweise stehen die inhibitorischen Peptide CRF, β-Endorphin und Prolaktin in enger Beziehung zu Streß-Reaktionen. Dies könnte bei Männern mit Störungen affektiver Genese ein Ansatzpunkt in der Erklärung des verminderten sexuellen Interesses sein.

3.4.2 Das monoaminerge System

Neben den Neuropeptiden spielen auch die monoaminergen Neurotransmitter wie Dopamin, Noradrenalin, Serotonin und γ-Aminobuttersäure (GABA), aber auch das Azetylcholin eine Rolle in der Steuerung sexueller Vorgänge. Da in diesem Zusammenhang für GABA und Azetylcholin bislang nur in sehr begrenztem Maße Informationen zur Verfügung stehen, soll hier nur auf die ersten drei Amine eingegangen werden.

Dopamin

Der D1-/D2-Dopaminagonist Apomorphin erhöht bei gesunden Männern und Patienten mit psychogener erektiler Impotenz die Wahrscheinlichkeit spontaner Erektionen (Lal et al. 1984,1987, 1989). Die zentralnervösen Nebenwirkungen durch D2-Agonismus wie Übelkeit, Erbrechen und Gleichgewichsstörungen sind jedoch erheblich. Da sich in Versuchen an Ratten die Apomorphin-Effekte nur durch zentral wirkende Antagonisten der Dopamin-Rezeptoren blockieren lassen, geht man ausschließlich von zentralen Mechanismen der Dopamin-Agonisten aus. Bromocriptin, das wie oben erwähnt bei Hyperprolaktinämie gegeben werden kann, wird bei Männern mit normalen Prolaktinspiegeln wahrscheinlich ebenso zahlreiche Nebenwirkungen aufweisen. Auch neuere Dopaminagonisten zeigten bei Männern mit erektilen Dysfunktionen in plazebo-kontrollierten Crossover Studien erhebliche unerwünschte Wirkungen (Everitt & Bancroft 1991).

Im Gegensatz dazu haben Dopaminantagonisten wie z.B. das Neuroleptikum vom Butyrophenontyp Benperidol einen inhibierenden Effekt auf sexuelle Funktionen (Tennet et al. 1974).

Die pharmakologischen Aktionen der unterschiedlichen dopaminergen Substanzen sind sehr komplex, so daß sich nicht ohne weiteres ein bestimmtes neuronales System für dessen Wirkungen bestimmen läßt. Erkenntnisse tierexperimenteller Studien ähneln oben geschilderten Beobachtungen. Zusätzlich wurde auch hier die Regio praeoptica medialis (MPOA) als ein wichtiger Ort für dopaminerge Prozesse während sexueller Vorgänge ausgemacht (Mas et al. 1987) und auf die Komplexität D1- und D2-Rezeptor vermittelter Mechanismen hingewiesen.

Noradrenalin

Der α_2-Antagonist Yohimbim ist seit längerem als Aphrodisiakum bekannt. Durch Blockierung auf die Noradrenalin-Sekretion inhibitorisch wirkender, präsynaptischer α_2-Rezeptoren wird die Transmitterkonzentration im synaptischen Spalt erhöht. Einige plazebo-kontrollierte Untersuchungen haben sich mit seiner Wirkung auf erektile Dysfunktionen beschäftigt (Morales et al. 1987, Susset et al. 1989, Sonda et al. 1990). Die Ergebnisse sind nicht durchgehend eindeutig, dennoch läßt sich von einem positiven Effekt dieser Substanz bei einer bestimmten Untergruppe der Männer mit erektilen Dysfunktionen sprechen. Im Gegensatz zu Dopamin-Gaben fällt Yohimbin durch äußerst geringe Nebenwirkungen auf.

Experimentelle Arbeiten an Nagetieren belegen noradrenerge Einflüsse an zentralen Mechanismen sexueller Aktivität (Yells et al. 1995), aber auch eine noradrenerge Vermittlung androgener Effekte (Bancroft 1995). So ließ sich an kastrierten Ratten anhand von α_2-Antagonisten das zuvor durch Testosteronmangel beeinträchtigte Sexualverhalten wieder normalisieren (Clark et al. 1985).

Bancroft (1995) geht beim Mann von mehreren noradrenergen Systemen aus, die für einen peripheren inhibierenden und einen zentralen stimulierenden Einfluß auf sexuelle Parameter wie z.B. Erektion verantwortlich sind. Psychogene erektile Impotenz könnte seiner Ansicht nach bei normalen Androgenspiegeln durch einen erhöhten inhibitorischen

α_2-Tonus charakterisiert sein, welcher zentrale Erregungsmechanismen reduziert. Auch beim Mann vermutet er einen noradrenalin-vermittelten androgenen Effekt, der vermutlich jedoch einem komplexen Zusammenhang unterliegt.

Serotonin

Serotonin werden sowohl positive als auch negative Eigenschaften in bezug auf menschlicher Sexualität zugeschrieben. Die nur anekdotenhaft vorhandenen Berichte von Administrationen serotoninerger Substanzen lassen noch kein klares Bild zu.

Tierexperimentelle Studien belegen eine inhibitorische Komponente dieses Transmitters (Yells et al. 1994), wohlmöglich durch aufsteigende Fasern in die Regio praeoptica medialis (MPOA) (Hoffmann et al. 1987), sowie eine zunehmende serotoninerge Aktivität in der MPOA mit Einsetzen der Ejakulation (Mas et al. 1987).

4 PROBANDEN UND METHODEN

4.1 VERSUCHSPERSONEN

Insgesamt nahmen zehn männliche Probanden im Alter zwischen 23 und 44 Jahren (Durchschnittsalter 27 ± 6 Jahre) an dieser Studie teil. Aufgrund des unterschiedlichen Hormonhaushaltes und der zyklusbedingten Schwankungen bei der Frau wurde bewußt auf weibliche Probanden verzichtet.

Mittels eines speziell für diese Untersuchung erstellten Anamnesebogens wurden Ausschlußkriterien wie akute oder chronische Erkrankungen, Alkohol- oder Drogenmißbrauch, Nikotinabusus größeren Ausmaßes (mehr als eine Schachtel Zigaretten pro Tag), ungeklärte Gewichtsverluste sowie eine eventuelle Medikamenteneinnahme ermittelt. Zusätzlich wurden die persönliche Einstellung gegenüber Pornographie und Masturbation und eigene sexuelle Erfahrungen und Gewohnheiten erfaßt.

Bei einem ersten Treffen wurden die Studienteilnehmer umfassend über die Zielsetzung und Durchführung der Untersuchung aufgeklärt und mit den Räumlichkeiten vertraut gemacht. Außerdem wurden sie gebeten, 24 Stunden vor der Untersuchung keiner sexuellen Aktivität nachzugehen und auf Alkohol oder andere Drogen zu verzichten. Am Untersuchungstermin sollten sie Zigaretten, Kaffee, Tee und Kola in größeren Mengen meiden, keine extremen körperlichen Anstrengungen ausüben und unmittelbar vor dem Versuch keine große Mahlzeit zu sich genommen haben.

Alle Probanden erklärten sich freiwillig schriftlich zur Teilnahme an der Studie bereit. Als Aufwandsentschädigung wurde ein Probandenhonorar von 150.- DM gewährt.

4.2 Untersuchungsablauf

Unter Berücksichtigung der zirkadianen Rhythmik der zu bestimmenden Hormone war der Meßbeginn auf nachmittags 15.30 Uhr gelegt worden. Fünf der Teilnehmer wurden zunächst unter Kontrollbedingungen und zu einem zweiten Termin unter Versuchsbedingungen untersucht, während bei der anderen Hälfte genau umgekehrt verfahren wurde.

Die Untersuchungen begannen mit einem weiteren Aufklärungsgespräch, in dem u.a. ausdrücklich versichert wurde, daß jederzeit die Möglichkeit zum Abbruch der Teilnahme ohne Nennung von Gründen bestünde.

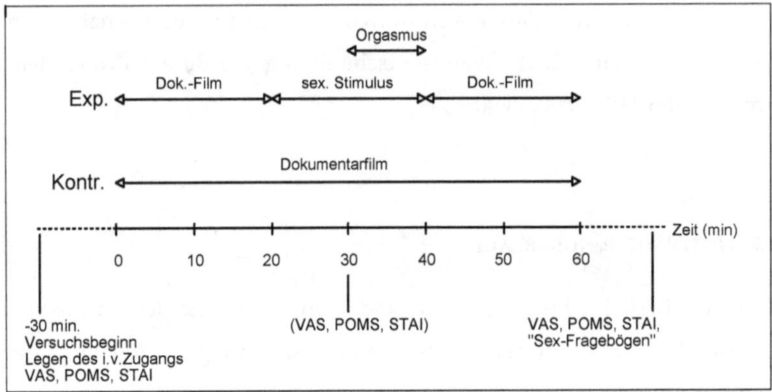

Abb. 4.1: Das Studiendesign

VAS=Visuelle Analogskala, POMS=Profile of Mood States, STAI=STAI-Angstinventar

Zu Beginn wurde der erste von drei Testblöcken zur Ermittlung situationspezifischer Variablen bearbeitet. Die Versuchspersonen setzten sich anschließend für die ganze Untersuchungszeit in halbaufrechter Position in einen bequemen Sessel. Eine Venenverweilkanüle (Vasofix Braunüle 18 G, B.Braun Melsungen AG) wurde in eine Vorderarmvene gelegt und mit dem Blutabnahmesystem verbunden. Die Messung der Herzfrequenz- und Blutdruckdaten erfolgte mittels einer Fingermanschette. Der mit den Meßgeräten ausgestattete Arm sollte im weiteren Verlauf wegen möglicher Beeinflussung der Blutdruckmessung wenig bewegt und in konstanter Höhe zum Herzen belassen werden. Eventuell auftretende interferrierende Effekte durch die z.T. als unangenehm empfundene Venenpunktion wurden durch einen um fünfzehn Minuten verzögerten Beginn der Videodemonstration versucht, zu nivellieren. Im weiteren Verlauf der Messung waren die Versuchspersonen allein im

Raum, konnten jedoch über ein vereinbartes Zeichen jederzeit den Versuchsleiter hinzurufen.

Unter Kontrollbedingungen wurde über 60 Minuten ein Dokumentarfilm über Mystik und Kultur in Nepal dargeboten, der keinerlei Szenen aufwies, die eine stark psychovegetativ beeinflussende Wirkung haben könnten.

Das unter Experimentalbedingungen dargestellte Filmmaterial setzte sich aus drei Sequenzen zu jeweils 20 Minuten zusammen, wobei der erste und letzte Abschnitt wiederum aus einem Dokumentarfilm bestand, der unter ähnlichen wie oben geschilderten Kriterien ausgesucht war. Das zwanzigminütige Teilstück in der Mitte des Videos war aus pornographischen, heterosexuellen Szenen zusammengeschnitten, wobei in der Auswahl zu außergewöhnlich erscheinende und wohlmöglich auf Aversion stoßende Einstellungen gemieden wurden. Die ersten Minuten der Pornographie-Sequenz waren derart gestaltet, daß eine behutsame Adaptation an die folgenden recht freizügigen Szenen möglich war und dennoch von Beginn an ein deutlicher sexueller Stimulus geboten wurde. Um im Rahmen der ersten zehn Minuten einheitlich bei allen Probanden eine sexuelle Erregungsreaktionen ohne der Auswirkungen von Masturbation und Orgasmus messen zu können, waren sie aufgefordert, während dieser Zeit sich lediglich das Video anzuschauen und erst in den darauffolgenden zehn Minuten zu onanieren und zum Orgasmus zu gelangen.

Am Versuchsende wurden zwei weitere Testblöcke bearbeitet, von denen sich ein Teil auf das Befinden zur Untersuchungsmitte und ein Teil zum Untersuchungsende bezog, aus praktischen Gründen aber beide am Ende ausgefüllt wurden. Zu Hause sollten zwei weitere Tests zur Erfassung persönlichkeitsspezifischer Einflußfaktoren bearbeitet und zum nächsten Meßtermin mitgebracht werden.

4.3 Psychologische Parameter

4.3.1 Dispositionelle Variablen

Freiburger Persönlichkeitsinventar (FPI-R)

Das Freiburger Persönlichkeitsinventar in der revidierten Fassung (FPI-R) ist ein allgemein bekannter und häufig angewandter Fragebogen, der aus 138 Items besteht. Mit dem FPI-R sollten grundsätzliche Persönlichkeitsstrukturen wie z.B. Lebenszufriedenheit, soziale Orientierung, Offenheit, körperliche Beschwerden oder Aggressivität, aber auch Emotionalität und Extraversion erfaßt werden (Fahrenberg et al. 1985). Bei mehreren der insgesamt zwölf Skalen ist eine Geschlechts- und Altersabhängikeit gegeben, so daß die Ergebnisse auf die Standardwerte der jeweiligen Bevölkerungsgruppe bezogen wurden.

IPC

Das Konstrukt der Kontrollüberzeugungen („locus of control of reinforcement") wurde von Rotter (1955, 1966, 1972, 1975) im Rahmen der Entwicklung der Sozialen Lerntheorie konzipiert. Nach Rotter (1966, 1975) stellen die Kontrollüberzeugungen des Individuums einen wesentlichen Gesichtspunkt der generalisierten Erwartungshaltung dar. Nimmt eine Person, Verstärkungen und Ereignisse, die eigenen Handlungen folgen, als kontingent zum eigenen Verhalten oder zu eigenen

Persönlichkeitscharakteristika wahr, handelt es sich um internale Kontrollüberzeugungen; um externale Kontrollüberzeugungen handelt es sich wiederum, wenn sie als nicht kontingent zum eigenen Verhalten wahrgenommen werden. Die Bedeutung dieser Erwartungshaltung ist bei für die Person ungewohnten Situationen wie z.B. der Teilnahme an einem medizinischem Versuch hoch, während sie bei Routinesituationen eher an Bedeutung für die Erklärung und Vorhersage von Verhalten verliert.

Der IPC-Fragebogen unterscheidet drei Teilaspekte von Kontrollüberzeugungen, denen jeweils eine Skala mit acht Items zugeordnet sind (Levenson 1972):

INTERNALITÄT (I-Skala), d.h. die subjektiv bei der eigenen Person wahrgenommene Kontrolle über das eigene Leben und über Ereignisse und Verstärker in der personspezifischen Umwelt

EXTERNALITÄT (P-Skala), die durch ein subjektives Gefühl der Machtlosigkeit bedingt ist, durch ein Gefühl der sozialen Abhängigkeit von anderen Personen („powerful others external control orientations").

EXTERNALITÄT, DIE DURCH FATALISMUS BEDINGT IST (C-Skala), also durch eine Erwartungshaltung, daß die Lebensumstände von Schicksal, Glück, Pech und Zufall bestimmt werden .

State-Trait-Angst-Inventar (STAI)

Hierbei handelt es sich um die deutsche Adaptation des von Spielberger, Gorsuch und Lushene (1970) entwickelten „State-Trait Anxiety Inventory". Es besteht aus zwei Skalen mit jeweils 20 Items und dient zur Erfassung von Angst als Zustand (State-Angst) und Angst als Eigenschaft (Trait-Angst). Unter Berücksichtigung von Situationseinflüssen und intrapsychischen Vorgängen können die Wechselwirkungen zwischen „Zustandsangst“ und „Eigenschaftsangst“ erfaßt werden.

In der Studie wurde der erste Teil des Inventars zur Messung von Angst als Zustand zu den Zeitpunkten 0, 30 (retrospektiv) und 60 Minuten eingesetzt, der zweite Teil hingegen wurde zur Erfassung der Angst als Eigenschaft wie der IPC-Fragebogen zu Hause ausgefüllt.

4.3.2 Situationsspezifische Variablen

Selbstbeurteilung subjektiver psychophysiologischer Aktivierung

Anhand einer Visuellen-Analog-Skala waren die Probanden zu den Zeitpunkten 0, 30 (retrospektiv) und 60 Minuten aufgefordert, das Maß der subjektiv empfundenen inneren Anspannung und Aufregung zwischen den Extremen „überhaupt nicht angespannt/aufgeregt“ und „sehr stark angespannt/aufgeregt“ anzugeben.

Profile of Mood States (POMS)

Das Profile of Mood States (POMS) ist eine Selbstbeurteilungsskala zur Messung vorübergehender, wechselnder Stimmungszustände, die sich u.a. zur quantitativen Erfassung von Stimmungsveränderungen über die Zeit für Meßwiederholungen und Verlaufsbeschreibungen eignet (Mc Nair et al. 1971, Dangel 1979).

Das POMS kann als Paper-Pencil-Test innerhalb von 5-10 Minuten bearbeitet werden. Es besteht aus einer Adjektivliste von 35 Items, anhand derer der Proband seine momentane Stimmungslage in sieben Beurteilungsskalen von „überhaupt nicht" bis „sehr stark" beurteilen soll. In dieser Studie wurde der Test zur Baseline, 30 Minuten nach Versuchsbeginn (retrospektiv) und am Versuchsende eingesetzt.

Folgende vier Stimmungsdimensionen werden mit dem POMS erfaßt:

NIEDERGESCHLAGENHEIT (N): Depressive Stimmungen verschiedener Färbung wie z.B. Gefühle der Minderwertigkeit, Hilflosigkeit, Verzweiflung und Entmutigung.

MÜDIGKEIT (MU): Müdigkeit, Trägheit, Lustlosigkeit

TATENDRANG (T): Tatkraft, Aktivität, Fröhlichkeit und Lebhaftigkeit

MIßMUT (MI): Schlechte Laune, Gereiztheit, Zorn.

Selbstbeurteilungsfragebögen zum Sexualerleben während der Messung

Eigens entworfene 6-Punkte-Skalen waren dafür konzipiert, das Ausmaß der sexuellen Erregung während des pornographischen Videos und die Qualität und Intensität des erlebten Orgasmus zu quantifizieren.

4.4 KARDIOVASKULÄRE PARAMETER

Die peripher-physiologischen Herz-Kreislaufparameter wurden mit Hilfe des Finapres-Blutdruckmonitors (2300 Finapres Blutdruckmonitor Ohmeda, Louisville, USA) nach dem Penaz-Verfahren gemessen. Dieses Gerät liefert kontinuierliche Meßwerte des arteriellen Blutdrucks im Finger und zeigt die Druckkurve und Digitalwerte für den systolischen, diastolischen und mittleren Blutdruck, sowie die Pulsfrequenz und den Trend mit Zeitmarkierung an. Eine Fingermanschette mit den optoelektronischen Komponenten zur Aufnahme des Plethysmogramms und einer druckaufbauenden Manschette wurde um den Finger des Probanden gewickelt und an das Patientenmodul angeschlossen. Im halbminütigen Abstand erfolgte im Nachbarraum die Registrierung der Daten und der gleichzeitige Transfer in einen handelsüblichen Rechner. Mittels einer speziell angefertigten Software wurden die Herzfrequenzdaten, systolischer und diastolischer Blutdruck vorverarbeitet und gespeichert.

4.5 Die kontinuierliche Blutentnahme

Das System zur automatischen Blutentnahme bestand aus einem 1,40 Meter langem Silikonschlauch (2,0mm ∅, Reichelt Chemie, Heidelberg), der über einen Dreiwegehahn an der Braunüle befestigt war. Dieser Schlauch führte wie die Leitung des Finapres-Gerätes durch ein kleines Loch in der Wand ins Nachbarzimmer, wo eine peristaltische Rollerpumpe (Enterale Ernährungspumpe Frenta System II, Fresenius AG, Bad Homburg) einen Blutfluß von 2,0 ml/min aufrechterhielt (Schedlowski et al. 1996, Richters et al. 1996). Um Gerinnungsvorgänge in diesem System zu verhindern, war der Schlauch mit 1%iger Tridodecylmethylammonium-Chlorid-Lösung (TDMAC, Polysciences, Inc. Warrington) angeätzt und mit Heparin 250.000 IE/10ml (Heparin-Natrium-250.000-rationpharm, ratiopharm GmbH & Co., Ulm/Donautal) von innen beschichtet. Der Todraum dieses Systems betrug etwa 4,4 ml. Das Blut wurde in insgesamt sechs Intervallen à zehn Minuten in 9-ml-EDTA-Monovetten (Firma Sarstedt, Nümbrecht) gesammelt, bis zum jeweiligen Ende der Untersuchung auf Eis gekühlt und anschließend bei 4°C und 2500 U/min zentrifugiert (Oberbeck et al. 1996). Der zellfreie Überstand wurde in Aliquots abpipettiert und zur weiteren Verarbeitung bei -30°C aufbewahrt. Insgesamt wurde bei einer Messung zirka 130 ml Blut abgenommen.

4.6 Die Hormonanalyse

Nach Möglichkeit wurden die einzelnen Hormone in jeweils einem Untersuchungsdurchgang ermittelt, um die Interassay-Variabilität zu minimieren.

FSH-Konzentrationen wurden mit einem immunradiometrischem Assay bestimmt (FSH MAIAclone, Biodata S.p.a., Rom, Italien), der keiner meßbaren Beeinflussung durch potentiell kreuzreagierende, in physiologischen Konzentrationen vorliegende Substanzen wie z.B. hLH, hTSH und hCG unterlag. Der Variationskoeffizient lag bei 5,3% (interassay) und bei 4,1% (intraassay), die untere Nachweisgrenze bei 0,26 mIU/ml.

Der LH-Assay war ein nichtkompetitiver immunradiometrischer Test (LH-CTK irma, Sorin Biomedica, Saluggia, Italien) mit einer Sensitivität von 0,25 mIE/ml. Die Spezifität des verwendeten Antikörpers betrug für hLH 100%, für hFSH $< 0,1$%, für hTSH $< 0,1$% und für hCG $< 1,0 \times 10^{-5}$%, die Streuung zwischen zwei Assays zeigte eine Varianz von 3,8%, innerhalb eines Assays 5,2%.

Bei der Prolaktin-Bestimmung handelte es sich um einen immunradiometrischen Assay (Prolaktin MAIAclone, Biodata S.p.a., Rom, Italien) mit einer Empfindlichkeit von 6,0 µIU/ml (0,3 ng/ml) im Verfahren 1 und 8,0 µIU/ml (0,4 ng/ ml) im Verfahren 2. Die Variationskoeffizienten lagen bei physiologischen Prolaktinkonzentrationen je nach Verfahren bei 6,0% und 8,6% (interassay) und bei 3,2% und 5,4% (intraassay). Bei den von uns gemessenen Konzentrationen von hGH, hLH und hFSH war die Kreuzreaktivität mit Prolaktin in der Regel unter der Nachweisgrenze.

Zur Bestimmung des Wachstumshormons wurde zunächst ein immunradiometrischer Assay (Seria hGH, BioChem ImmunoSystems, Freiburg, Deutschland) mit einer Sensitivität von 0,2 µIU/ml verwendet. Die Variationskoeffizienten lagen bei 3,2% (interassay) und 1,4% (intraassay), bei keiner meßbaren Kreuzreaktivität für hPRL. Da die Meßergebnisse des Experimentalkollektivs zum Teil unter der Nachweisgrenze lagen, wurden die Proben dieser Gruppe mit einem sensitiveren Chemiluminescence-Assay (HGH 100T Kit, Nichols Institute Diagnostics, San Juan Capistrano, California, USA) nochmals bestimmt. Dabei lag die Empfindlichkeit bei 0,02 ng/ml, die Kreuzreaktivität für alle potentiell kreuzreagierenden Substanzen bei < 0,01% und die Variabilitäten bei < 9,2% (interassay) und bei < 5,4% (intraassay).

Beta-Endorphin wurde mit einem immunradiometrischen Assay (Allegro-Beta-Endorphin Immunoassay, Nichols Institute Diagnostics, San Juan Capistrano, California, USA) mit einer Sensitivität von 14 pg/ml bestimmt. Die Interassay-Varianz betrug 9,0%, die Intraassay-Varianz 4,1%, die Kreuzreaktivität für alle beta-Endorphin Subtypen

100%, für humanes beta Lipotropin < 16% und für alle anderen kreuzreagierenden Substanzen in der Regel unter 0,001%.

Testosteron wurde mit einem im endokrinologischen Labor der Medizinischen Hochschule Hannover erstellten Radioimmuno-Assay auf Tritium-Basis mit Extraktion bestimmt (Antikörper: Farmos-Diagnostik, Toku, Finnland; Aktivität: NEN DuPont; Standard: SIGMA). Hierbei lag die Sensitivität bei < 0,1 ng/ml, die Variabilität bei 5,2% (interassay) und bei 7,9% (intraassay).

Die Bestimmung der Konzentrationen von Adrenalin und Noradrenalin erfolgte durch Hochdruckflüssigkeitschromatographie (HPLC) (Labor Prof. Seelig, Karlsruhe).

Zur Ermittlung der Cortisolkonzentrationen wurde ein kompetitiver Festphasen-Radioimmunoassay („Coat-A-Count" Cortisol-RIA, Herrmann Biermann GmbH, Bad Nauheim) verwendet. Die Empfindlichkeit lag bei 0,2 µg/dl (5,5 nmol/l); durch die geringe Kreuzreaktivität anderer Steroide war keine signifikante Beeinflussung der Messung zu erwarten. Die Variationskoeffizienten lagen bei 4,5% (interassay) und bei < 3,0% (intraassay).

4.7 Statistik

„Meine Statistiken fälsche ich selbst. Es gibt Lügen, es gibt verdammt gute Lügen, und dann gibt es noch Statistiken."

Disraeli

Die Berechnung der statistischen Größen erfolgte unter Verwendung des Programmsystems SPSS, Version 6.1.3 für Windows. Das gewählte Signifikanzniveau α betrug $p < 0{,}05$.

Es wurde ein 2×6-faktorielles varianzanalytisches Design (ANOVA, Gruppe $\times$ Zeit) mit Meßwiederholung gewählt, der Versuchsanordnung mit zwei Probandengruppen zu je sechs Meßintervallen entsprechend. Post-hoc-Analysen mittels des t-Tests für unabhängige Stichproben (Student-Test) wurden bei signifikanten Interaktionen angewendet. Zusätzlich wurden Korrelationen zwischen hormonellen, kardiovaskulären und psychologischen Daten nach Pearson ermittelt.

5 ERGEBNISSE

5.1 ANAMNESTISCHE DATEN

Die Auswertung der Anamnesebögen ergab ein Durchschnittsalter von 27 ± 6 Jahren, wobei der jüngste Proband 23, der älteste 46 Jahre alt war. Alle Teilnehmer hatten ein ihrer Größe entsprechendes Gewicht. Es waren keine möglicherweise die Untersuchung beeinflussende Faktoren wie akute oder chronische Erkrankungen aus den Krankengeschichten erkenntlich. Die Probanden befanden sich weder in ärztlicher Behandlung noch nahmen sie Medikamente ein. Es gab zwei Raucher unter den Teilnehmern, die durchschnittlich 15 Zigaretten pro Tag rauchten. Es wurden im allgemeinen 5-6 alkoholische Getränke pro Woche zu sich genommen, wobei Bier den größten Anteil darstellte. Kaffee und schwarzer Tee wurde von fast allen Versuchspersonen in moderaten Mengen (etwa 3 Tassen pro Tag) getrunken. Dreiviertel der Gruppe übte regelmäßig Sport aus, ohne dabei zum Leistungssport zu tendieren.

Die sexualmedizinisch orientierte Anamnese ergab ein insgesamt unauffälliges Probandenkollektiv ohne sexuelle Dysfunktionen oder Verhaltensstörungen. Alle Teilnehmer wiesen heterosexuelle Interessen und Erfahrungen auf, waren regelmäßig sexuell aktiv (2-3 mal pro Woche) und hatten ein natürliches Verhältnis zu Masturbation und Pornographie.

Im FPI-R, STAI-Traite und IPC ergaben sich keine statistisch signifikanten Abweichungen von der Norm.

5.2 Auswirkungen sexueller Aktivität auf die Erlebens- und Verhaltensebene

Qualität und Intensität sexueller Erregung und Orgasmus

Alle Probanden wurden in dem vorgegebenen Zeitrahmen sexuell erregt und kamen zum Orgasmus. Während des pornographischen Videos gaben neun der zehn Teilnehmer moderate (4) bis hohe (5) und eine Person sehr hohe (6) Level sexueller Erregung an; dabei lag der Mittelwert bei 4,7 ± 0,2. Unter Kontrollbedingungen war durchgehend bei allen Teilnehmern keine sexuelle Erregung zu verzeichnen. Die Qualität und Intensität des in dem Versuch erlebten Orgasmus variierte zwischen "niedrig" (2) bis "sehr hoch" (6) mit einem Mittelwert von 4,2 ± 0,4.

Situationsspezifische Variablen

Bei der Auswertung der VISUELLEN ANALOGSKALEN zeigten sich Gruppen- und Zeitpunkteffekte ($F = 7{,}93$; $p < 0{,}02$ bzw. $F = 18{,}21$; $p < 0{,}001$), wobei die Experimental-Gruppe während der pornographischen Sequenz eine deutliche höhere psychophysiologische Aktivierung angab. Im Vergleich zu den Ausgangswerten fanden sich beide Gruppen zum Untersuchungsende auf erniedrigtem Niveau ein.

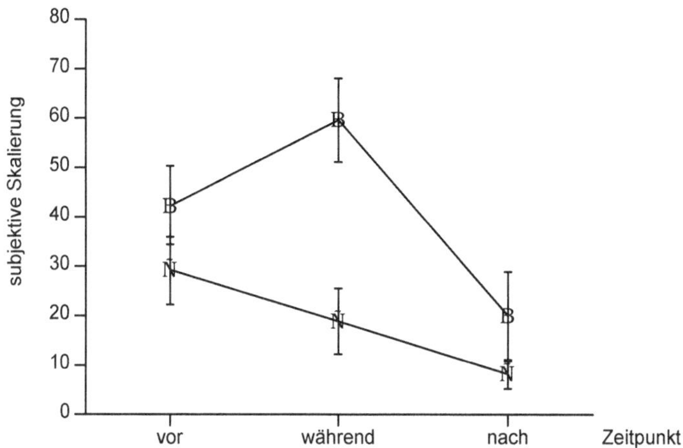

Abb.5.1: Mittelwerte (± Standardfehler) der subjektiv erlebten psychophysiologischen Aktivierung vor, während und nach der Untersuchung der Kontrollgruppe (G) und der Experimentalgruppe (B).

Im STAI-STATE-ANXIETY-Inventar ergaben sich keine signifikanten Alterationen der Zustandsangst im Verlauf der Messung. Es läßt sich höchstens von einem angedeuteten Zeitpunkteffekt sprechen ($F = 3,51$, $p < 0,054$).

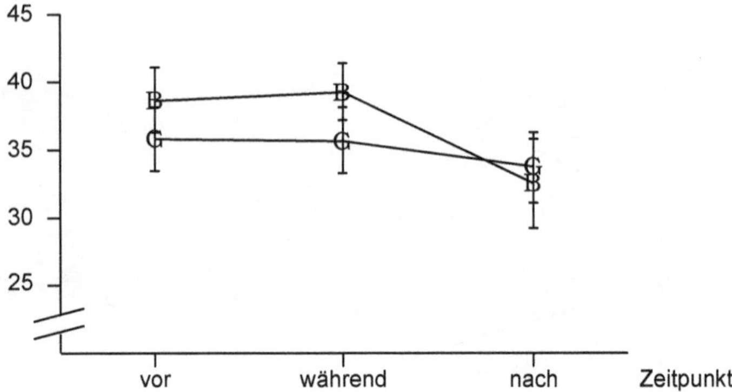

Abb.5.2: Mittelwerte (± Standardfehler) der mit Hilfe des STAI ermittelten Zustandsangst vor, während und nach der Untersuchung der Kontrollgruppe (G) und der Experimentalgruppe (B).

Das *„Profile of Mood States"* ergab hoch signifikante Ergebnisse in den Subskalen „Niedergeschlagenheit" (Zeitpunkteffekt: $F = 7{,}56$; $p < 0{,}004$) und „Tatendrang" (Gruppeneffekt: $F = 15{,}15$, $p < 0{,}004$; Zeitpunkteffekt: $F = 6{,}77$, $p < 0{,}006$; Interaktionseffekt: $F = 4{,}64$, $p < 0{,}024$). Bei beiden Gruppen nahm das Ausmaß der Empfindung „Niedergeschlagenheit" im Verlauf des Versuchs ab. Die Stimmungsdimension „Tatendrang" war unter Kontrollbedingungen weitaus schwächer ausgeprägt als unter Experimentalbedingungen. In der Subskala „Müdigkeit" zeigte sich bei dem Experimentalkollektiv während der Masturbationsphase eine tendentielle, aber nicht statistisch signifikante Abnahme dieser Wahrnehmung zur Untersuchungsmitte. Die Subskala „Mißmut" unterlag keiner statistisch signifikanten Veränderung.

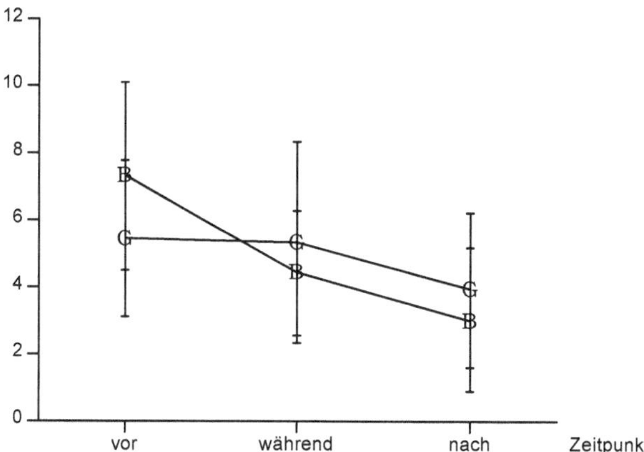

Abb. 5.3: Mittelwerte (± Standardfehler) der POMS-Subskala „Niedergeschlagenheit" vor, während und nach der Untersuchung der Kontrollgruppe (G) und der Experimentalgruppe (B).

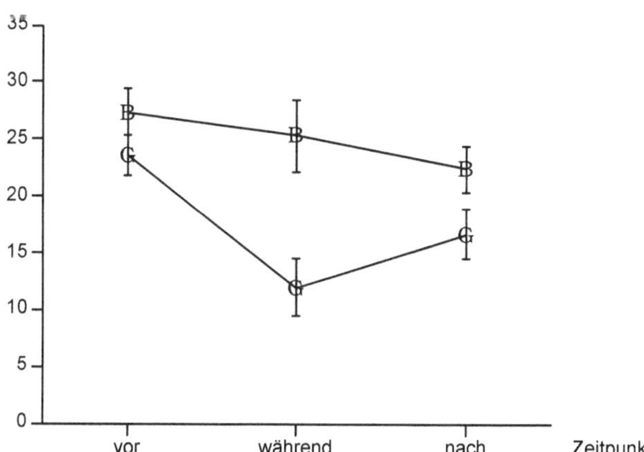

Abb. 5.4: Mittelwerte (± Standardfehler) der POMS-Subskala „Tatendrang" vor, während und nach der Untersuchung der Kontrollgruppe (G) und der Experimentalgruppe (B).

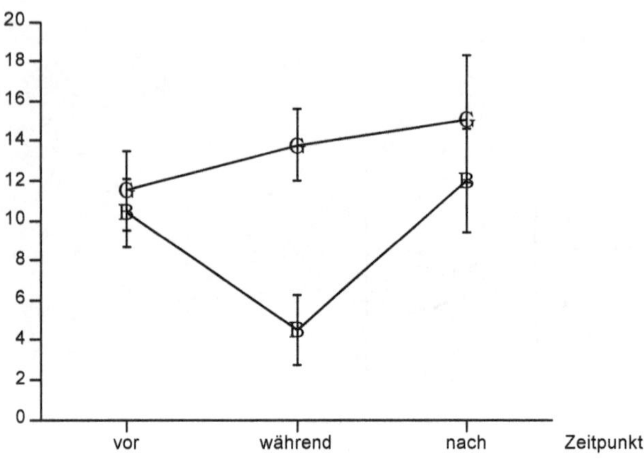

Abb. 5.5: Mittelwerte (± Standardfehler) der POMS-Subskala „Müdigkeit" vor, während und nach der Untersuchung der Kontrollgruppe (G) und der Experimentalgruppe (B).

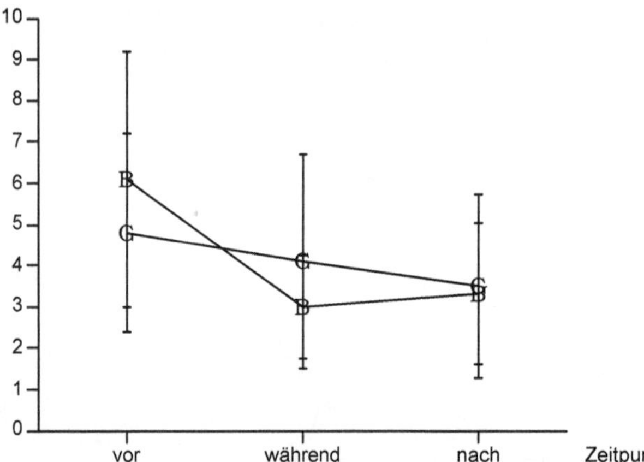

Abb. 5.6: Mittelwerte (± Standardfehler) der POMS-Subskala „Mißmut" vor, während und nach der Untersuchung der Kontrollgruppe (G) und der Experimentalgruppe (B).

5.3 Einflüsse auf kardiovaskuläre Parameter

Die alle 30 Sekunden registrierten peripherphysiologischen Daten wurde im nachhinein parallel zu den Hormonanalysen zu sechs 10-Minuten-Intervallen gemittelt.

Kontrollbedingungen

Die Herzfrequenz- und Blutdruckwerte blieben im Verlauf der Untersuchung weitgehend stabil.

Experimentalgruppe

Zu Beginn der Messung wiesen die Probanden tendentiell leicht erhöhte Werte für Pulsschlag und Blutdruck auf. Im zweiten Meßintervall erfuhr die Herzfrequenz einen leichten Anstieg, der mit dem Beginn der pornographischen Sequenz sehr deutlich wurde. Die Werte lagen etwa um 10 Schläge pro Minute über der Baseline und sanken nach der Masturbation auf die Ausgangswerte zurück. Dabei ließen sich hoch bis höchst signifikante Gruppen-($F = 20{,}80$, $p < 0{,}002$), Zeitpunkt- ($F = 7{,}29$, $p < 0{,}001$) und Interaktionseffekte ($F = 9{,}61$, $p < 0{,}001$) nachweisen.

Ähnlich verhielten sich die Blutdruckdaten, die im Vergleich zu den Werten im zweiten Meßintervall um 12 mm Hg (diastolisch) und 15 mm Hg (systolisch) anstiegen, ein Maximum in der zweiten bzw. ersten Hälfte dieser Phase erreichten und anschließend wieder auf Ausgangswerte sanken. Sowohl für den diastolischen (Zeitpunkteffekt: $F = 4{,}61$, $p < 0{,}002$; Interaktionseffekt: $F = 4{,}09$, $p < 0{,}004$), als auch für den systolischen Blutdruck (Zeitpunkteffekt: $F = 3{,}83$, $p < 0{,}006$; Interaktionseffekt: $F = 3{,}05$, $p < 0{,}02$) ergaben sich in der varianzanalytischen Auswertung signifikante Ergebnisse.

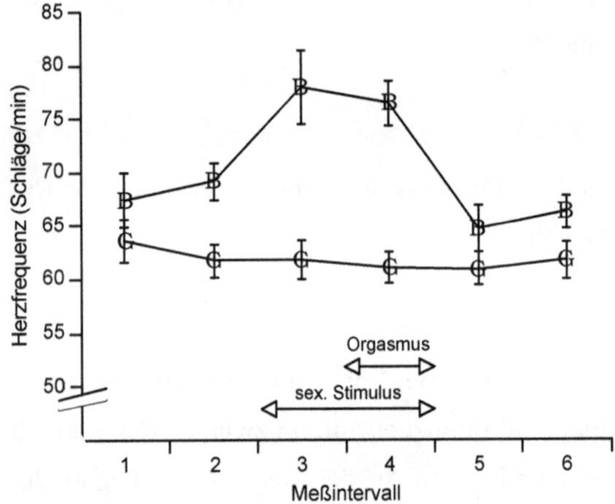

Abb. 5.7: Mittelwerte der Herzfrequenz (± Standardfehler) der Kontrollgruppe (G) und der Experimentalgruppe (B) zu den 10-Minuten-Intervallen 1 bis 6.

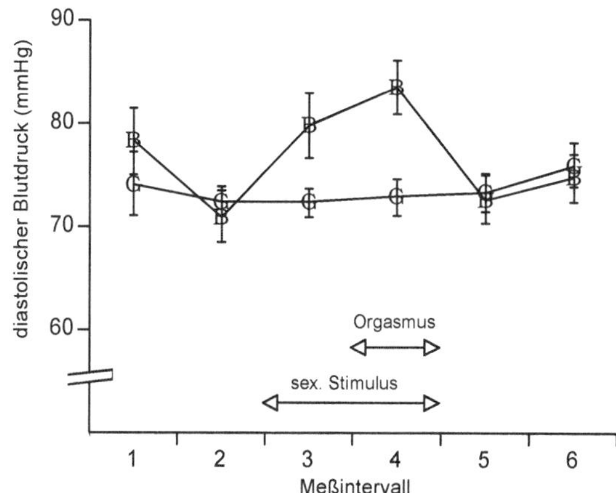

Abb. 5.8: Mittelwerte des diastolischen Blutdruckes (± Standardfehler) der Kontrollgruppe (G) und der Experimentalgruppe (B) zu den 10-Minuten-Intervallen 1 bis 6.

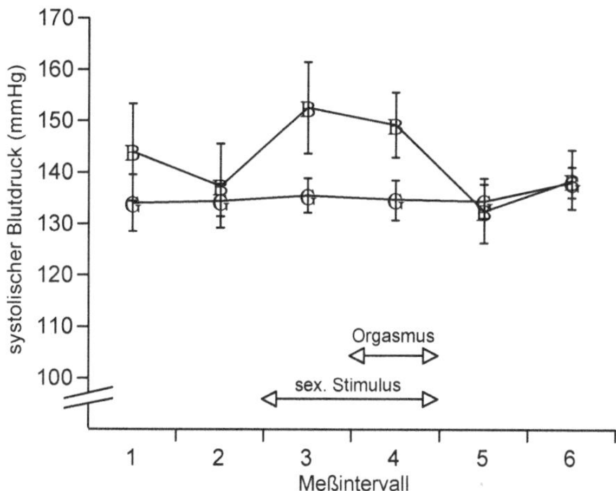

Abb. 5.9: Mittelwerte des systolischen Blutdrucks (± Standardfehler) der Kontrollgruppe (G) und der Experimentalgruppe (B) zu den 10-Minuten-Intervallen 1 bis 6.

5.4 Ergebnisse der Hormonmessungen

5.4.1 Das sympathoadrenale System

Adrenalin

Die Plasmaspiegel beider Gruppen pendelten in ähnlichen Bereichen und unterschieden sich nur im dritten Intervall durch einen vorübergehenden leichten Anstieg in der Experimentalgruppe und einen Abfall in der Vergleichsgruppe.

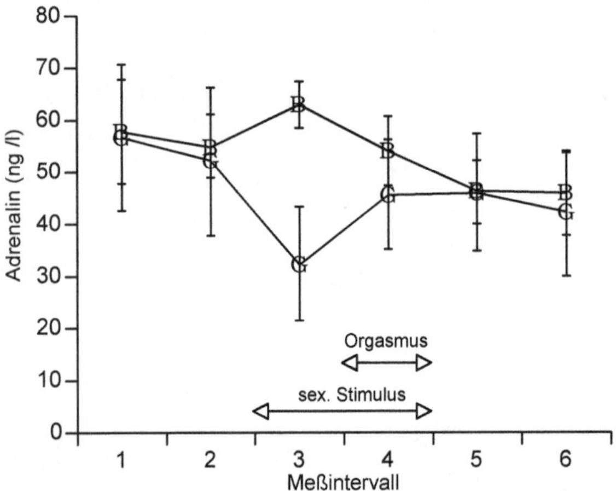

Abb. 5.10: Mittelwerte der Adrenalin-Plasmaspiegel (± Standardfehler) der Kontrollgruppe (G) und der Experimentalgruppe (B) zu den 10-Minuten-Intervallen 1 bis 6.

NORADRENALIN

Weitaus markanter verhielten sich die Noradrenalin-Konzentrationen, die in der Versuchsgruppe mit Beginn der Erregungsphase anstiegen, in der Orgasmus-Sequenz einen Peak von 430 ng/l erreichten und in den darauffolgenden 20 Minuten wieder in den Bereich der Kontrollgruppe absanken. Dabei zeigte sich in der Varianzanalyse ein hoch signifikanter Interaktionseffekt (Z×G)(F = 4,46, p < 0,002).

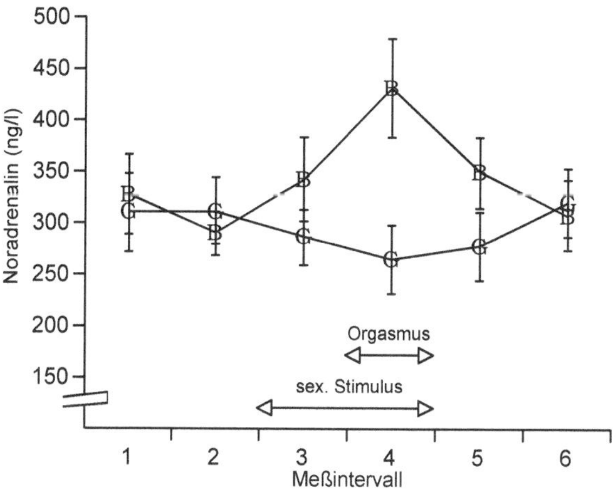

Abb. 5.11: Mittelwerte der Noradrenalin-Plasmaspiegel (± Standardfehler) der Kontrollgruppe (G) und der Experimentalgruppe (B) zu den 10-Minuten-Intervallen 1 bis 6.

CORTISOL

Die Cortisolkonzentrationen lagen zu Beginn der Messung bei beiden Gruppen mit etwa 15,7 µg/dl in Anbetracht der Tageszeit verhältnismäßig hoch, verzeichneten jedoch im Verlauf der Untersuchung einen steten Abfall, der beim Kontrollkollektiv etwas deutlicher ausgeprägt war. Dementsprechend errechnet sich ein höchst signifikanter Zeiteffekt von $F = 8{,}23$, $p < 0{,}001$.

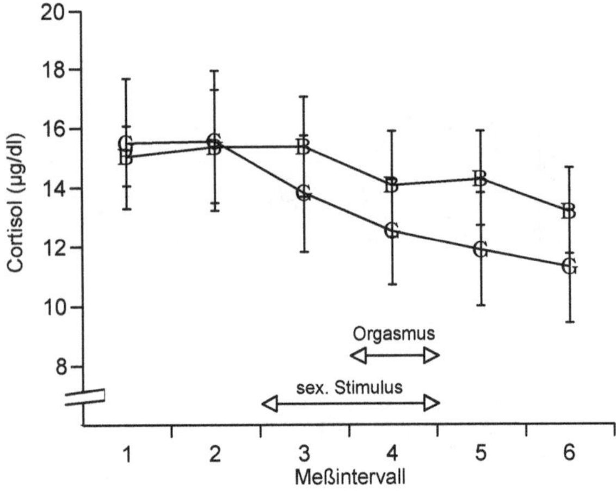

Abb. 5.12: Mittelwerte der Cortisol-Plasmaspiegel (± Standardfehler) der Kontrollgruppe (G) und der Experimentalgruppe (B) zu den 10-Minuten-Intervallen 1 bis 6.

5.4.2 Gonadotrope Hypophysen-Vorderlappen-Hormone

PROLAKTIN

Prolaktinwerte beider Gruppen verhielten sich im Verlauf der ersten drei Intervalle ähnlich. Während sich die Plasmaspiegel in der Erregungsphase noch vollkommen glichen, stiegen die Werte der Versuchsgruppe mit Beginn des Orgasmusintervalls kontinuierlich an, erreichten postorgastisch ein Maximum von 7,4 ng/ml und sanken im letzten Intervall der Messung leicht ab. Varianzanalytische Analysen belegen einen Gruppen- ($F = 8{,}46$, $p < 0{,}017$) und Interaktionseffekt (Z×G)($F = 10{,}23$, $p < 0{,}001$).

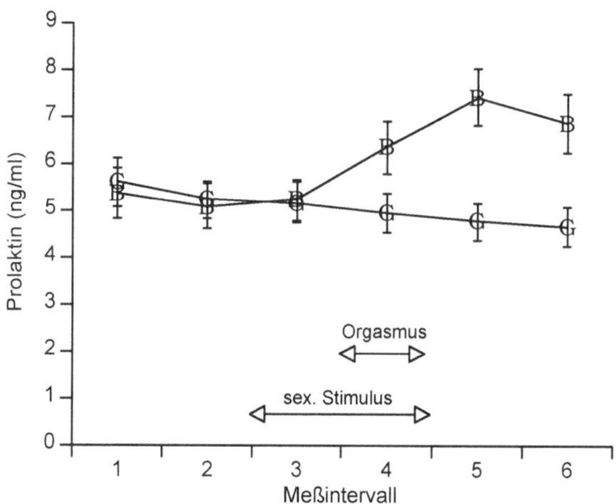

Abb. 5.13: Mittelwerte der Prolaktin-Plasmaspiegel (± Standardfehler) der Kontrollgruppe (G) und der Experimentalgruppe (B) zu den 10-Minuten-Intervallen 1 bis 6.

FSH

FSH-Plasmaspiegel zeigten keine statistisch signifikanten Alterationen, waren jedoch unter Experimentalbedingungen zu allen Zeitpunkten etwas höher als in der Kontrollgruppe. Posthoc Analysen ergaben signifikant erhöhte Konzentrationen in der Orgasmusphase ($t = 2{,}47$, $p < 0{,}05$).

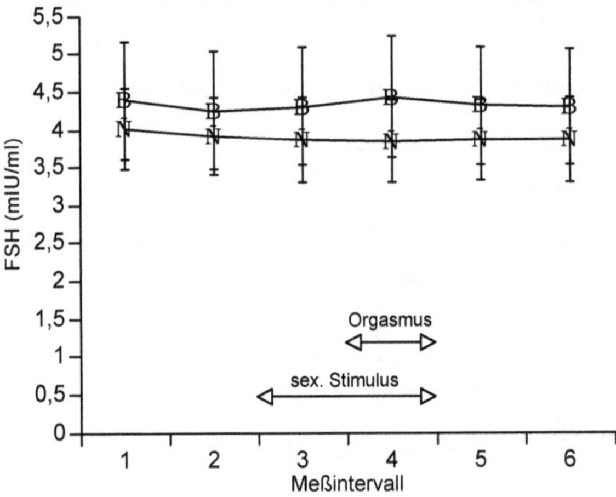

Abb. 5.14: Mittelwerte der FSH-Plasmaspiegel (± Standardfehler) der Kontrollgruppe (G) und der Experimentalgruppe (B) zu den 10-Minuten-Intervallen 1 bis 6.

LH

Während die LH-Plasmaspiegel der Kontrollgruppe einer kontinuierlichen Abnahme unterlagen, konnte bei der anderen Gruppe ein leichter Konzentrationsanstieg mit darauffolgender Abnahme im fünften Meßintervall beobachtet werden, die jedoch nicht statistisch signifikant waren.

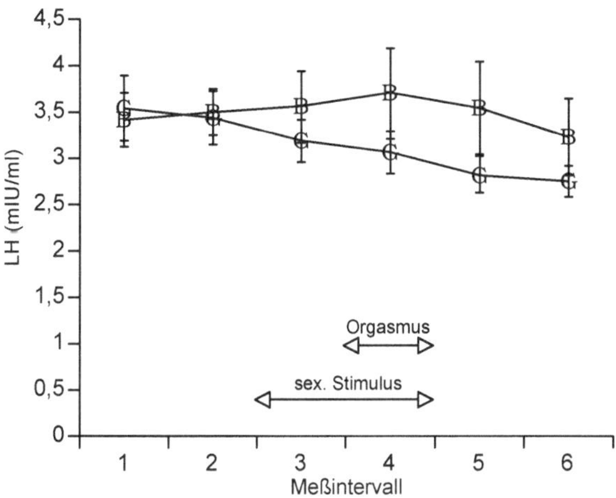

Abb. 5.15: Mittelwerte der LH-Plasmaspiegel (± Standardfehler) der Kontrollgruppe (G) und der Experimentalgruppe (B) zu den 10-Minuten-Intervallen 1 bis 6.

5.4.3 Testosteron

Die Konzentrationen unterlagen ähnlichen, aber ebenso nicht signifikanten Veränderungen wie LH, wobei die Experimentalgruppe nach der Erregungsphase leicht erhöhte Werte aufwies.

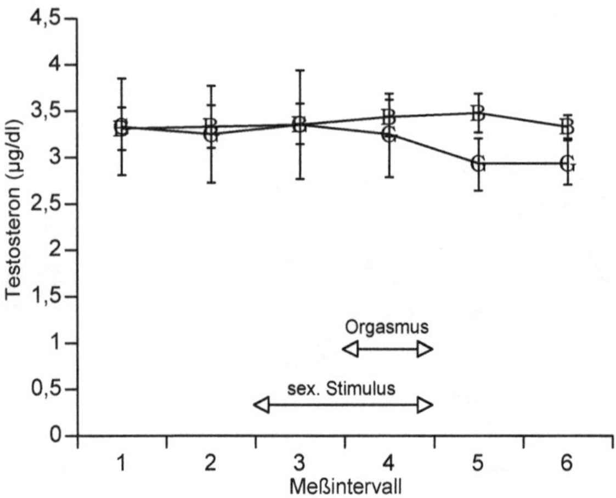

Abb. 5.16: Mittelwerte der Testosteron-Plasmaspiegel (± Standardfehler) der Kontrollgruppe (G) und der Experimentalgruppe (B) zu den 10-Minuten-Intervallen 1 bis 6.

5.4.4 β-Endorphin

ANOVA ergab lediglich einen signifikanten Zeitpunkteffekt ($F = 2{,}68$, $p < 0{,}05$). Unter Experimentalbedingungen waren die Plasmaspiegel signifikant niedriger zur Baseline ($t = 2{,}58$, $p < 0{,}05$) und in der Antizipationsphase ($t = 3{,}16$, $p < 0{,}05$) und nahmen anschließend zu.

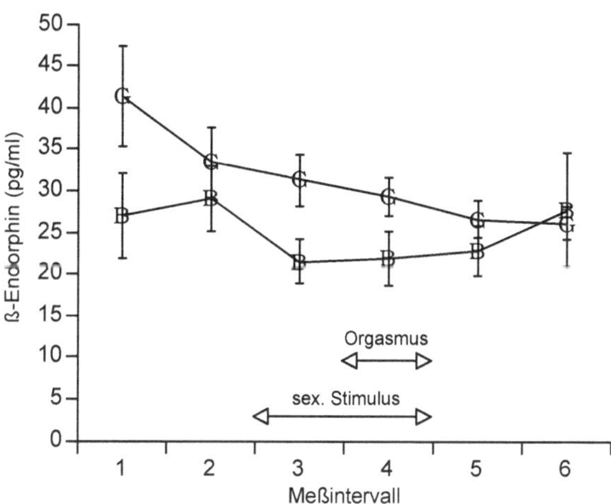

Abb. 5.17: Mittelwerte der β-Endorphin-Plasmaspiegel (± Standardfehler) der Kontrollgruppe (G) und der Experimentalgruppe (B) zu den 10-Minuten-Intervallen 1 bis 6.

5.4.5 hGH

In der Auswertung der Konzentrationen des Wachstumshormons ergab sich ein Gruppeneffekt (F = 5,58, p < 0,042), der sich durch recht niedrige Plasmaspiegel in der Versuchsgruppe kennzeichnete, die während der Messung keinerlei Veränderungen unterworfen war. HGH-Plasmaspiegel zeigten unter Kontrollbedingungen die für hGH typische Pulsatilität, die sich in etwa zu gleichen Teilen als abnehmende, zunehmende oder wellenförmige Konzentrationsverläufe offenbarte.

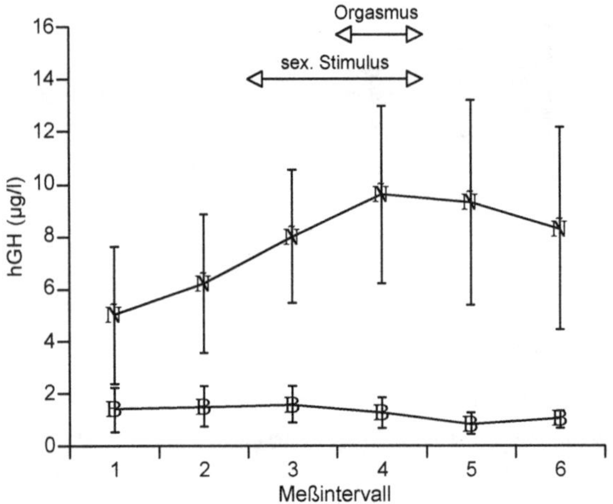

Abb. 5.18: Mittelwerte der hGH-Plasmaspiegel (± Standardfehler) der Kontrollgruppe (G) und der Experimentalgruppe (B) zu den 10-Minuten-Intervallen 1 bis 6.

5.5 KORRELATIONSBERECHNUNG NACH PEARSON

Die Korrelationsberechnung nach Pearson zwischen psychologischen, kardiovaskulären und endokrinen Parametern brachte vereinzeltE marginale signifikante Korrelationen zutage, die jedoch keine richtungsweisenden Aussagen zulassen. Aufgrund der Fülle der Daten und fehlender eindeutiger Tendenzen wird auf die Darstellung der Ergebnisse verzichtet.

6 DISKUSSION

Untersuchungen der letzten Jahre haben die komplizierte Verflechtung des sexualphysiologisch-neuroendokrinen Netzwerkes beim Mann in Hinblick auf sexuelle Appetenz offenbar werden lassen (Kap. 3.3). Dabei ist seit einiger Zeit die maßgebliche Bedeutung der Androgene zunächst vermutet und in den letzten Jahren zunehmend belegt worden. Wenig beleuchtet bleiben die neuroendokrinen Effekte sexueller Aktivität sowie deren Bedeutung.

Als große Herausforderung bei der Erforschung und Deutung sexualphysiologischer Zusammenhänge erweist sich die Komplexität sexueller Vorgänge, die unterschiedlichste miteinander interagierende Systeme umfaßt, wie z.B. zentrale und peripher-penile, aber auch verschiedene andere sympathische und parasympathische autonome Mechanismen.

In der vorliegenden Studie sollte im Crossover-Design unter Berücksichtigung psycho- und peripherphysiologischer Parameter ein möglichst umfassendes neuroendokrinologisches Reaktionsmuster auf sexuelle Erregung und Orgasmus beim Mann geschaffen werden. Dabei zeigten sich die erwarteten Alterationen im psychologischen und kardiovaskulären Bereich im Sinne einer allgemeinen Aktivierung. Das sympathoadrenale System offenbarte eine recht differenzierte Antwort, die durch eine orgasmusgekoppelte Konzentrationszunahme von Noradrenalin gekennzeichnet war. Das hypothalamo-hypophysäre System machte durch Effekte beim Prolaktin, β-Endorphin und dem Wachstumshormon hGH auf sich aufmerksam.

Die gewählte Versuchsmethodik war in weiten Teilen prototypischen Charakters und sollte sich zugleich als Modell für nachfolgende Untersuchungen bewähren.

Psychologische Effekte

Alle Versuchspersonen gaben im Durchschnitt moderate bis hohe Level sexueller Erregung an und hatten einen Orgasmus durchschnittlicher Qualität. Wenn auch das sexuelle Erleben situationsbedingt als in gewissen Maßen eingeschränkt beschrieben wurde, sind dennoch alle Phasen sexueller Erregung durchlaufen und als solche empfunden worden. Die zeitlichen Vorgabe, während der ersten zehn Minuten lediglich das pornographische Video auf sich wirken zu lassen und erst im folgenden zu masturbieren, stellte für die Teilnehmer kein Problem dar.

Bei der Betrachtung der erfaßten psychometrischen Parameter fällt zunächst die Diskrepanz zwischen der im Experimentalkollektiv während der pornographischen Phase zunehmenden psychophysiologischen Aktivierung und dem Ausbleiben einer meßbaren Veränderung der Zustandsangst im STAI-Fragebogen auf. Vermutlich spiegelt erstere als monopolare Analogskala lediglich eine generelle innere Anspannung wider, die angesichts der ungewöhnlichen Aufgabe, unter Laborbedingungen zum sexuellen Höhepunkt zu kommen, nicht absonderlich erscheint. Der mit 20 Items zu je 4 Kombinationen weitaus differenzierter aufgebaute STAI, der wohlgemerkt zur Messung von Zustandsangst konzipiert ist, findet keine Differenzen. Möglicherweise war die Empfindungsqualität „innere Anspannung/Aufregung" durchaus vertreten, jedoch nicht in dem Ausmaß, als daß sie sich als Angst beschreiben ließe.

Der in der Rating-Skala deutliche und im STAI angedeutete Zeitpunkteffekt, der sich durch eine abnehmende psychophysiologische Aktivierung bzw. sich reduzierende Zustandsangst im Untersuchungsverlauf äußerte, ist durch die zum Versuchsbeginn erhöhte Anspannung und Ungewißheit, sowie mit der allgemein als unangenehm empfundenen Venenpunktion erklärbar.

In diesem Zusammenhang ist auf Studienergebnisse hinzuweisen, die einer physisch oder emotional bedingten Aktivierung des sympathischen Teils des autonomen Nervensystems in den meisten Fällen einen verstärkenden (Wolchik 1980, Barlow et al. 1983, Heimann & Rowland 1983, Palace & Gorzalka 1990, Meston & Gorzalka 1995, Palace 1995), in wenigen Fällen aber auch inhibierenden Effekt auf nachfolgende sexuelle Aktivität bei Männern und Frauen zuschreiben (Masters & Johnson 1970, Kaplan 1988). Ob und in welcher Form die von uns beobachtete psychophysiologische Aktivierung die darauffolgende Phase sexueller Aktivität beeinflußt hat, war nicht Schwerpunkt dieser Untersuchung. Die Tatsache, daß alle Probanden ohne nennenswerte Probleme sexuell erregt wurden und bis zum Orgasmus masturbierten, schließt in diesem Fall zumindest einen stark inhibierenden Effekt dieser „autonomen Erregung" aus.

Die durch das *Profile of Mood States* erfaßten Stimmungsdimensionen „Tatendrang" und „Müdigkeit" offenbarten sich beim Experimentalkollektiv zur Untersuchungsmitte im Sinne der oben erwähnten allgemeinen psychophysiologischen Aktivierung, d.h. als tendentiell erniedrigter Grad an Müdigkeit, bei erhöhtem Grad an Tatendrang.

Kardiovaskuläre Effekte

Veränderungen der peripherphysiologisch gemessenen Parameter wie Herzfrequenz, diastolischer und systolischer Blutdruck spielten sich im Rahmen der erwarteten und bekannten Grenzen ab (Murphy et al. 1987, Graber et al. 1991, Carmichael et al. 1994). Abgesehen von tendentiell erhöhten Werten beim Experimentalkollektiv zu Beginn der Messung ist in erster Hinsicht die Zunahme kardiovaskulärer Parameter während sexueller Aktivität deutlich registrierbar gewesen. Dabei erreichten Herzfrequenz, sowie diastolischer und systolischer Blutdruck im Durchschnitt Zunahmen von 11 bis 17%. Die Blutdruckamplitude zeigte sich weitgehend stabil. Unmittelbar nach dieser Phase sanken die Werte zügig auf Baseline-Niveau ab.

Diese Alterationen lassen sich nicht durch die gemessenen Adrenalin- und Noradrenalin-Spiegel erklären, da erst Konzentrationen von über 100-300 ng/l (Adrenalin) bzw. über 1.000-2.000 ng/l (Noradrenalin) einen Effekt auf das Herz-/Kreislaufsystem ausüben. So schlagen sich weder der Konzentrationsabfall des Adrenalins im dritten Meßintervall der Kontrollgruppe noch die signifikante Konzentrationszunahmme des Noradrenalins im vierten Intervall bei der Versuchsgruppe eindeutig im kardiovaskulären Reaktionsmuster nieder.

Aller Wahrscheinlichkeit nach ist das für das kardiovaskuläre Geschehen verantwortliche Zusammenspiel parasympathischer Fasern des N. vagus (Übersträgerstoff postganglionär: Azetylcholin) und sympathischer Nervenfasern (Überträgerstoff postganglionär: Noradrenalin), sowie der Einfluß der Adrenalin- und Noradrenalin-Sekretion des Nebennierenmarks zu komplex, als daß es sich ohne weiteres in den gemessenen Plasmakonzentrationen niederschlägt. Zudem belegen schon frühe Untersuchungen einer Gruppe um Robinson (1966), daß niedrige bis moderate Level körperlicher Betätigung durch eine Hemmung des parasympathischen Teils des autonomen Nervensystems eine Steigerung der Herzfrequenz herbeiführen, während ein hohes Ausmaß an Leibesübungen über eine Aktivierung des Sympathikus die Erhöhung kardialer Parameter hervorruft.

Das sympathoadrenale System

Bei der Analyse des sympatho-adrenalen Systems tritt ein recht differenziertes Bild zutage. Dabei zeigen sich die beiden klassischen Streßindikatoren Adrenalin und Cortisol durch sexuelle Aktivität unter den in dieser Studie vorliegenden Bedingungen keinem markantem Einfluß ausgesetzt. Noradrenalin dagegen erfährt einen deutlichen Anstieg im vierten Meßintervall der Experimentalgruppe.

Bei beiden Gruppen lassen sich zum Untersuchungsbeginn für die Tageszeit verhältnismäßig hohe Cortisol-Werte finden; diese unterliegen jedoch im weiteren Verlauf einer steten Abnahme. Tendentiell ist dies auch beim Adrenalin zu beobachten. Wie auch durch die psychometrischen Tests belegt, ist zu Beginn der Messung von einem allgemein höheren Ausmaß an Anspannung und innerer Unruhe auszugehen, aber auch einer noch andauernden Aktivierung des sympatho-adrenalen Systems durch nicht zu verhindernde, vorangegangene körperliche Bewegung.

Die von Purvis et al. (1976) beobachtete Erhöhung einer ganzen Bandbreite von Steroiden (darunter auch Cortisol) nach Masturbation, erscheint angesichts eines uneinheitlichen Studiendesigns als zweifelhaft. Dabei bleibt ungewiß, ob diese globale Steroidreaktion direkt durch sexuelle Aktivität oder eher durch die wenig standardisierte Situation, im Rahmen einer klinischen Routineuntersuchung während eines unbestimmten Zeitrahmens eine Spermaprobe abzugeben, bedingt ist.

Bei den vereinzelt vorliegenden, größtenteils älteren Studien, die eine zumeist wenig differenzierte, umfassende sympathoadrenerge Aktivierung durch sexuelle Aktivität dargelegt haben, sollte zum einen das teils ungewöhnliche Setting (Abgabe einer Spermaprobe in der Klinik) und außerdem die noch nicht so freizügige Handhabung sexueller Themen während der damaligen Zeit berücksichtigt werden. In diesem Zusammenhang erscheint es durchaus vorstellbar, daß die sexuellen steroidalen Reaktionsmuster durch eine allgemeine psychophysiologische Aktivierung überschattet waren.

Etwas plausibler klingt die Annahme einer dichotomen Rolle des Cortisols im Sinne einer inhibierenden Funktion, sofern es in sehr niedrigen oder sehr hohen bzw. einer stimulierenden Funktion, sofern es in moderaten Plasmaspiegeln vorliegt (Barlow et al. 1986, Rowland et al. 1987). Dabei stehen mäßige Steroidkonzentrationen im Zusammenhang mit dem oben beschriebendem fördernden Einfluß mittelgradiger vegetativer Aktivierung auf sexuelle Erregbarkeit.

Im Gegensatz zu einer eher im Hintergrund stehenden Cortisol- und Adrenalin-Antwort ist in dieser Studie beim Noradrenalin ein deutlicher

Effekt verzeichnet worden, der aus unterschiedlichen Blickwinkeln betrachtet werden muß.

Es ist zunächst zu bedenken, daß allein schon motorische Aktivität oder psychischer Streß Katecholamin-Plasmaspiegel erhöht (Kozlowski et al. 1973, Richter et al. 1996). Es bleibt fraglich, ob die während der Masturbation ausgeführten Handbewegungen ausreichen, um die hier vorliegende katecholaminerge Reaktion zu provozieren. Unwahrscheinlich erscheint dieser Mechanismus u.a. wegen der ausbleibenden Antwort seitens des Adrenalins. Levi (1977) wies zudem eine positive Korrelation zwischen Noradrenalin-Spiegeln und Erektionsqualität sowie der Intensität sexueller Erregung nach.

Mehr Licht in die Erklärung des vorliegenden Effektes bringt die genauere Betrachtung adrenerger Rezeptorsysteme des männlichen Reproduktionsapparates. So ist die Präsenz adrenerger Nervenfasern in den kavernösen und helizinen Arterien, sowie in der Schwellkörpermuskulatur des Penis seit längerem bekannt (Shirai et al. 1972, Benson et al. 1980, McConnel & Benson 1982). Im nicht-erigierten, flakziden Zustand des Gliedes werden diese Strukturen vorwiegend durch Noradrenalin kontrahiert, das vornehmlich an postsynaptischen α_1-Rezeptoren bindet. Diese sind an glatten Muskelzellen des Corpus carvernosum in zehnfach höherer Konzentration als β-Rezeptoren lokalisiert (Levin & Wein 1980). Dementsprechend induziert Noradrenalin oder auch Phenylephrin dosisabhängige Kontraktionen an Muskelpräparaten des humanen Corpus cavernosum. Aber auch intracavernöse Noradrenalin-Injektionen leiten am erigierten Penis die Detumeszenz ein (De Meyer & De Sy 1986). In Anbetracht dieser Tatsache läßt sich vermuten, daß die vor allem in der Orgasmusphase erhöhten Noradrenalin-Spiegel die nach dem sexuellen Höhepunkt einsetzende Detumeszenzphase markieren.

Beim Blick auf die Reproduktionsorgane treten desweiteren α_1-Adrenozeptoren an Ductus deferens und Vesiculae seminales in Erscheinung. Die Neurotransmission von Noradrenalin und seine Bindung an diese Strukturen bewirkt die für den Orgasmus charakteristische Kontraktion der glatten Muskulatur von Samenstrang und Samenbläschen und bewirkt damit die Ejektion des Spermas.

Neben sympathoadrenalen und urogenitalen kommen auch zentrale katecholaminerge Effekte in Anbetracht. Wie in Kapitel 3.4. geschildert, hat Bancroft (1995) nach Auswertung von tier- und humanexperimentellen Studien die Hypothese mehrerer noradrenerger Systeme aufgestellt, die sich in vereinfachter Form in ein zentral aktivierendes und in ein peripheres, penil inhibierendes Sexualsystem gliedern.

Vor dem Hintergrund dieser Überlegungen ist die Frage interessant, ob die hier registrierte Noradrenalin-Antwort eher an den sexuellen Erregungsvorgang gebunden und damit Zeichen eines zentralen sexuell aktivierenden Vorganges ist, oder ob sie Teil des orgastischen Geschehens und damit in seiner Wirkung penil inhibierend ist. Da die maximalen Noradrenalin-Konzentrationen erst im vierten Meßintervall, also der orgastischen und postorgastischen Phase erreicht werden, ist eher von einer peripheren inhibierenden Rolle des Katecholamins im Rahmen des Sperma-Ejektionsgeschehens und der penilen Detumeszenz auszugehen.

Das hypophysäre System und Testosteron

Gonadotrope Hormone betreffend zeichnet sich beim Prolaktin ein deutliches Bild ab, während sich die Interpretation von FSH-, LH- und Testosteron-Alterationen schwieriger darstellt.

Drei vorangegangene sexualendokrinologische Studien beschränkten sich bei der Messung von Prolaktin auf audiovisuell erzeugte sexuelle Erregung und konnten kein konsistentes Resultat hervorbringen (Rowland et al. 1987, Carani et al. 1990, Stoléru et al. 1993).

In der vorliegenden Untersuchung wurde ein höchst signifikanter Interaktionseffekt nachgewiesen, der sich durch ansteigende Prolaktin-Spiegel im Orgasmus-Intervall darstellt, wobei maximale Konzentrationen postorgastisch im fünften Meßintervall erreichet werden und zum Versuchsende weiterhin erhöht bleiben. Wie bereits in tierexperimentellen Studien gezeigt (Kamel et al. 1977, Bronson & Desjardins 1982), scheinen nach den vorliegenden Beobachtungen Prolaktinveränderungen auch beim Mann eindeutig an den Orgasmus gebunden zu sein

Mit Blick auf erhöhte Prolaktin-Spiegel ist zu erwähnen, daß diese mit akutem Streß assoziiert sein können (Noel et al. 1976, Meyerhoff et al. 1988, Schedlowski et al. 1992, Richter et al. 1996). Wie bereits geschildert sind jedoch für eine vollständige endokrine Streßantwort die Alterationen von Adrenalin, Cortisol, GH und β-Endorphin in diesem Fall uncharakteristisch, zudem empfanden die Probanden den Masturbationsvorgang nicht als streßbehaftet.

Die Bedeutung erhöhter Prolaktin-Spiegel ist nicht ohne weiteres zu klären, zumal die exakten Wirkorte und Wirkmechanismen im männlichen Organismus weitgehend unbekannt sind. Den einzigen Hinweis liefern Studien, die sich mit den Auswirkungen unterschiedlich bedingter Hyperprolaktinämie befaßt haben (siehe Kapitel 3.3). Ob die inhibierenden Effekte erhöhter Prolaktin-Konzentrationen auch kurzfristig Wirkung zeigen und beim Mann sexuelle Sättigung bzw. die Refraktärphase bedingen könnten, bleibt zu untersuchen. Zudem pendeln die in dieser Studie ermittelten Werte im Normbereich, während in der Literatur von sexuellen Dysfunktionen bei Spiegeln über 35 ng/ml gesprochen wird (Buvat 1985).

Bei Frauen zeigte sich in vergleichbaren Untersuchungen eine Korrelation zwischen erhöhten Prolaktin-Spiegeln und subjektiv wahrgenommener sexueller Erregung (Heimann et al. 1991). Gleichzeitig waren erhöhte Prolaktin-Spiegel mit einer Verminderung der maximalen genitalen Reaktion assoziiert (Rowland et al. 1987, Heimann et al. 1991).

Die Messung von FSH-, LH- und Testosteron-Alterationen hat sich vor allem in Humanstudien als schwierig erwiesen. Bezüglich FSH-Plasmakonzentrationen waren in dieser Studie bei beiden Gruppen keine Veränderungen zu verzeichnen, was den Ergebnissen vorangegangener Studien entspricht. Vermutlich sind FSH-Veränderungen nicht unmittelbar mit sexueller Aktivität vergesellschaftet, sondern eher im Rahmen eines längerfristigen Effektes zu beobachten. Dies zeigt sich in der Tatsache, daß längere sexuelle Abstinenz die FSH-abhängige Spermaqualität beeinträchtigt (Sievers et al. 1987) bzw. daß signifikante FSH-Konzentrationszunahmen bei Ratten erst vier Stunden postkoital zu verzeichnen sind (Taleisnik et al. 1966). An sexuell erregten Hengsten beobachtete man Zunahmen der FSH-Konzentrationen im hypophysären Portalvenenblut (Irvine et al. 1991); diese Veränderungen sind im peripheren Blut von sexuell erregten Ratten und Mäusen nicht meßbar gewesen. Es ist davon auszugehen, daß auch beim Menschen eine unmittelbare Reaktion des follikelstimulierenden Hormons zumindest im peripheren Blut nicht festzustellen ist.

Das luteinisierende Hormon und das Testosteron zeigen mit Beginn der sexuellen Phase im Vergleich zur Kontrollgruppe einen divergierenden Verlauf, der als nicht signifikante, tendentielle Konzentrationszunahme zu beobachten ist. Dieses Ergebnis entspricht denen anderer Untersuchungen, die sich vergleichbaren Methoden bedienten. Die von anderen Autoren wiederum beobachteten, mit einer unterschiedlich großen Latenzphase einsetzenden LH- und Testosteron-Alterationen waren durch die zeitliche Begrenzung der Studie nicht überprüfbar.

Diese Studie war nicht dafür konzipiert, die ausgeprägte LH-Pulsatilität zu identifizieren, da dies den organisatorischen Aufwand gesprengt hätte. Bei Messungen über einen längeren Zeitraum zeigten Stoléru et al. (1993) unter Zuhilfenahme eines speziellen Rechenprogrammes, daß nach sexueller Erregung die LH-Pulsatilität und konsekutiv die Testosteron-Plasmakonzentration durchaus durch sexuelle Erregung beeinflußt wird. Möglicherweise wären auch in dieser Studie Effekte zu verzeichnen gewesen; bei einer Pulsationsfrequenz des LH von 1 Puls/Stunde war der Zeitrahmen jedoch zu kurz, um die beobachteten, überdies zeitlich versetzten Veränderungen zu ermitteln.

Für die diskrepanten LH-Alterationen dieser und anderen Studien gibt es unterschiedliche Erklärungsmöglichkeiten. Zunächst sei festgestellt, daß alle Studien mit negativen Ergebnissen zu LH-Messungen lediglich kurzfristige Veränderungen der *LH-Plasmaspiegel* und nicht einen längeren Verlauf der *LH-Pulsationen* gemessen haben. Dies kann zu zwei Arten von Fehlern führen. Zum einen können spontane LH-Pulse während des sexuellen Stimulus als experimenteller Effekt mißgedeutet werden. Zum anderen besteht die Möglichkeit, daß der sexuelle Stimulus kurz nach einer LH-Sekretionsperiode gesetzt wird und in eine Art hypophysäre Refraktärphase trifft, die einen erneuten LH-Ausstoß verhindert. Eine weitere Quelle für Differenzen zwischen den Studien kann der mögliche Effekt von sexueller Antizipation auf endokrinologische Parameter sein (Anonymous 1970, Kamel et al. 1975, Graham & Desjardins 1980). Auch sollten die möglichen Einflüsse von Streßeffekten auf die LH-Sekretion in Betracht gezogen werden (Rivier et al 1986).

Eine eventuelle Konzentrationszunahme von LH und Testosteron kann unterschiedliche Bedeutung haben. Kurzfristig gesehen könnte vor allem das Testosteron sexuelle Vorgänge auf zentraler und/oder peripherer Ebene fördern. Längerfristig gesehen sind adäquate Testosteron-Spiegel für die Aufrechterhaltung der neuronalen Integrität und funktionellen Kapazität zentraler und peripherer Systeme von eminenter Bedeutung (siehe Kapitel 3.3). Für eine Funktion des Steroids an peripheren Organen spricht die kürzliche Identifizierung von Androgenrezeptoren in erektilem Gewebe (Takane et al. 1991) und seine protektiven Eigenschaften auf die Beschaffenheit reproduktiver Organe bei Ratten (Baba et al. 1995). Schon frühe Untersuchungen maßen regelmäßiger Kohabitation einen positiven Effekt auf die Trophik der Geschlechtsorgane männlicher Nager bei (Drori & Folman 1964, Thomas & Neimann 1968).

Ein sexuell antizipatorischer Effekt auf LH- und Testosteron-Spiegel beim Experimentalkollektiv, der vereinzelt erwähnt wird, ist in dieser Untersuchung nicht festgestellt worden.

Hinweise zu einer Beteiligung von β-Endorphin am Sexualverhalten von Männern existieren nur aus Untersuchungen von Opioid-Gaben und deren Antagonisten. Die einzige Forschergruppe, die das körpereigene Opioid während sexueller Erregung gemessen hatte, stellte keine Veränderungen der Sekretion dieses Hormons fest (Carani et al. 1990).

In dieser Studie erfuhren β-Endorphin-Plasmaspiegel unter Kontrollbedingungen von erhöhten Werten ausgehend einen signifikanten Konzentrationsabfall. Die Plasmaspiegel der Experimentalpersonen waren zu Beginn der Untersuchung und in der Antizipationsphase (Intervall 1 und 3) signifikant erniedrigt und stiegen zum Untersuchungsende leicht an. Auch wenn die Varianzanalyse (ANOVA) nur einen Zeitpunkteffekt ermittelt hat, ist dennoch zu überdenken, ob der Konzentrationsunterschied im ersten und dritten Meßintervall mit den sexuell-inhibierenden Eigenschaften des körpereigenen Opioids in Verbindung steht. Inwiefern dabei penile und/oder zentrale opioiderge Mechanismen beteiligt sein könnten, bleibt nach dem gegenwärtigen Stand der Forschung schwer zu beurteilen. Denn nicht nur an unterschiedlichsten zentralen Strukturen sind Endorphin-Rezeptoren lokalisiert, sondern vermutlich auch an Vas deferens, Epididymis, Vesiculae seminales und Leydig-Zellen (Cox & Mueller 1990). Dennoch besteht eine deutliche Parallele zwischen dem seit längerem bekannten inhibierendem Einfluß von Opioiden auf sexuelle Parameter (siehe Kapitel 3.3) und den hier gemessenen β-Endorphinspiegeln. Wie schon Van Furth et al. (1994) und Fabbri et al. (1989) vermuteten, wären demnach im Rahmen des Erektionsgeschehens erniedrigte Plasmaspiegel des sexuell-inhibierend wirkenden Endorphins vonnöten. Dabei ist noch fraglich, welche Komponenten des Erektionsgeschehens davon betroffen sind, denn es gibt Hinweise, daß die Administration von Morphin keinen Einfluß auf die Erektionsfähigkeit hat, die Ejakulation jedoch verhindert (Torda et al. 1980). Inwiefern die von Van Furth (1994) beschriebenen opioid-abhängigen appetitiven Aspekte in diesem Geschehen beteiligt sind, bleibt vorerst schwer zu beurteilen.

Weitere Untersuchungen, die β-Endorphin-Konzentrationen auch nach dem Orgasmus über einen längeren Verlauf beobachten, könnten klären, ob das Hormon postorgastisch weiter ansteigt und eventuell am Phänomen der Refraktärphase beteiligt ist, und ob sich die beobachteten Alterationen bestätigen und klarer herausarbeiten lassen.

Ähnlich wie im Fall des β-Endorphins gibt es bisher keine Untersuchungen zu einer eventuellen Beteiligung des hGH im Rahmen sexueller Aktivität. Der hier ermittelte Gruppeneffekt ist durch eine hohe Varianz der Daten des Kontrollkollektivs charakterisiert. Die genauere Betrachtung der Daten unter Kontrollbedingungen läßt allerdings die für das hGH typische Pulsatilität erkennen, die sich bei neun der zehn Probanden im Verlauf der einstündigen Messung zu jeweils drei Teilen in stetig abnehmende, zunehmende und wellenförmige Konzentrationsverläufe darstellt. Diese Pulsatilität ist beim überwiegenden Teil des Experimentalkollektivs nicht zu identifizieren. Da die Probanden in der Regel schon im voraus darüber unterrichtet waren, welcher Teil der Untersuchung sie erwartete, stellt sich die Frage einer sexuell antizipatorisch bedingten Inhibierung der hGH-Sekretion. In diesem Zusammenhang sollen auch die klinischen Beobachtungen bei an Akromegalie erkrankten Patienten kurz erwähnt sein; denn die durch ein somatotropes Hypophysenadenom bedingten hohen hGH-Spiegel gehen in 50% der Fälle bei Frauen mit sekundärer Amenorrhö bzw. beim Mann in 30% mit Libidoverlust einher. Der für den Mann mögliche Verlust von sexueller Appetenz ist allerdings ebensogut auf den raumfordernden Tumor, der die Sekretion der gonadotropen Hormone supprimiert, wie auf eine direkte Wirkung des hGH auf sexuelle Parameter zurückzuführen, so daß hier mehr Erkenntnisse über dieses Hormon abzuwarten sind.

Unter Berücksichtigung der zeitlichen Komponente im Erregungs-/Orgasmus-Ablauf besteht die Möglichkeit, daß den allgemein auf sexuelle Parameter inhibierend wirkenden Substanzen Prolaktin, Noradrenalin (peripher inhibierend) und in gewissem Sinn auch β-Endorphin nicht nur beim orgastischen Geschehen, sondern auch in der Refraktärphase eine Funktion zukommt. In Anbetracht einer bei der Frau nicht ausgeprägten oder nur nach sogenannten terminalen Orgasmen beschriebenen Refraktärphase (Davidson 1980) wird der Vergleich endokriner Muster sexueller Aktivität zwischen beiden Geschlechtern von großem Interesse sein, wenn es darum geht, die hier beobachteten Alterationen orgastischen oder eher postorgastischen Vorgängen (d.h. Detumeszenz und Refraktärphase) zuzuordnen. Da bislang keine vergleichbaren Untersuchungen vorliegen, sind diese Überlegungen zur Zeit nicht möglich.

Es bleibt festzuhalten, daß diese Studie in weiten Teilen ein recht umfassendes, differenziertes endokrines Muster sexueller Vorgänge beim

Mann aufstellen konnte. Inkonsistente, unspezifische Ergebnisse vorangegangener Studien (Rowland et al. 1987, Carani et al. 1990) konnten durch die Etablierung eines klaren Studiendesigns größtenteils revidiert werden. Dabei wurde unter kontinuierlicher, automatisierter Registrierung kardiovaskulärer und zahlreicher endokriner Parameter die Privatsphäre der Versuchsteilnehmer während des ganzen Untersuchungsverlaufs gewahrt und weitgehend von störenden Einflüssen verschont. Unter diesen Bedingungen sind alle Probanden im vorgegebenen vierten Meßintervall zum Orgasmus gekommen, was die deutliche Trennung von Erregungs- und Orgasmusphase ermöglichte. Auf diese Weise wurden zum ersten Mal signifikante Effekte vor allem des Hypohysenvorderlappenhormons Prolaktin, aber auch von β-Endorphin und hGH, sowie des sympathoadrenalen Hormons Noradrenalin gemessen.

Die vorliegende Untersuchung zeigt ebenfalls auf, daß Masturbation unter Laborbedingungen (kontinuierliche Blutentnahme, kontinuierliche Registrierung von peripherphysiologischen Parametern) weder von psychischer noch von endokrinologischer Seite als streßhaft zu bewerten ist und klar in Beziehung zu den beobachteten hormonellen Alterationen steht. Unter den klassischen endokrinen Streßparametern wie Noradrenalin, Adrenalin, Cortisol, Prolaktin, hGH und β-Endorphin fanden sich selektive Konzentrationsanstiege bzw. -abnahmen einiger bestimmter Parameter, dessen Muster keinem endokrinologischen Streßkonzept entspricht (Richter et al. 1996).

7 ZUSAMMENFASSUNG

Sexualendokrinologische Untersuchungen der letzten 10-20 Jahre haben vor allem den Androgenen, dem Prolaktin und den Opioiden eine Schlüsselrolle in der Regulation und Beeinflussung appetitiven und konsumatorischen Sexualverhaltens zugewiesen. Vereinzelt vorliegende Studien zu Auswirkungen sexueller Aktivität auf das Endokrinum haben indessen keine oder nur sehr inkonsistente Ergebnisse hervorgebracht. Im Crossover-Design sollte unter Berücksichtigung psycho- und peripherphysiologischer Parameter ein möglichst umfassendes neuroendokrinologisches Reaktionsmuster auf sexuelle Erregung und Orgasmus an 10 gesunden Männern gemessen werden.

In den Verlauf der einstündigen Messung war eine zwanzigminütige Sequenz sexueller Erregung und Orgasmus eingegliedert, die mittels audio-visueller sexueller Stimulation herbeigeführt wurde. Durch ein automatisiertes Blutabnahmesystem wurden kontinuierlich Blutproben gewonnen, die in sechs zehnminütige Meßintervalle aufgeteilt wurden. Auch die in halbminütigem Abstand, über eine Fingermanschette gemessenen Herzfrequenz- und Blutdruckdaten wurden automatisch erfaßt, so daß sich die Probanden während der ganzen Messung ungestört im Untersuchungsraum befanden. Im nachhinein wurden endokrine Parameter der Hypothalamus-Hypophysen-(Gonaden-) Achse (Prolaktin, FSH, LH, Testosteron, β-Endorphin, hGH) und des sympathoadrenalen Systems (Adrenalin, Noradrenalin, Cortisol) untersucht.

Deutlich an den Orgasmus gekoppelt verzeichnete Prolaktin eine statistisch signifikante Konzentrationszunahme von 5,1 auf 7,4 ng/ml, wobei maximale Werte mit einer zehnminütigen Latenz erst postorgastisch erreicht wurden. Während FSH-Plasmakonzentrationen bei beiden Gruppen stabil blieben, verzeichneten LH- und Testosteron-Werte mit dem Einsetzen sexueller Erregung einen tendentiell divergierenden Verlauf mit höheren Werten beim Experimentalkollektiv. β-Endorphin-Konzentrationen nahmen in der Kontrollgruppe kontinuierlich ab (von 41,3 auf 26,1 pg/ml), wogegen sie unter Experimentalbedingungen zu Beginn der Messung und in der Antizipationsphase signifikant erniedrigt waren und postorgastisch leicht zunahmen. Die Plasmakonzentrationen des Wachstumshormons hGH zeigten sich in Form eines Gruppeneffektes unter Experimentalbedingungen deutlich erniedrigt. Die unter Kontrollbedingungen zu beobachtende, für hGH typische Pulsatilität war gänzlich supprimiert.

Das sympathoadrenale System zeigte eine differenzierte Antwort im Sinne einer orgasmusgekoppelten Konzentrationszunahme von Noradrenalin (von 300 auf 430 ng/l), bei stetig sinkenden Cortisol- und weitgehend unberührten Adrenalin-Werten beider Gruppen.

Peripherpysiologische Parameter offenbarten die erwarteten Veränderungen in Form einer durch sexuelle Aktivität bedingten Aktivierung des kardiovaskulären Systems.

Anhand der vorliegenden Untersuchung konnte erstmals ein Einfluß sexueller Aktivität auf bestimmte neuroendokrine Paramter an männlichen Probanden belegt werden. Dabei zeigten sich bislang unbekannte Alterationen beim Prolaktin, β-Endorphin, hGH und beim Noradrenalin. Angesichts dürftiger Grundlagenkenntnisse läßt sich über die Bedeutung dieser Veränderungen vorerst nur spekulieren. Dennoch wird die

Beteiligung der hypothalamo-hypophysär-gonadal-kortikalen Achse im Rahmen sexueller Aktivität deutlich. In einem umfassenden Kontext betrachtet kann diese Achse als funktionell-endokrine Verbindung zwischen zentralen psychobiologischen Systemen und peripheren sexuellen Vorgängen angesehen werden.

8 LITERATURVERZEICHNIS

American Psychiatric Association. Diagnostic and statistical manual of mental disorders, 3rd ed., revised. American Psychiatric Association, Washington 1987.

Andersson, K.-E., Wagner, G. Physiology of penile erection. Physiological Reviews, 1995, 75: 191-236.

Anonymous. Effects of sexual activity on beard growth in man. Nature, 1970, 226: 869-870.

Arletti, R., Benelli, A., Bertolini, A. Sexual behavior of aging male rats is stimulated by oxytocin. European Journal of Pharmacology, 1990, 179: 377-381.

Baba, K., Yajima, M., Carrier, S., Nagaraju, P., Morgan, D.M., Ekkus, E., Rehman, J., Nunez, L., Lue, T.F. Effects of testosterone on the number of NADPH-diaphorase-staining nerve fibers in the rat corpus cavernosum and dorsal nerve. Journal of Urology, 1995, 153: 506-510.

Backstrom, C.T., McNeilly, A.S., Leask, R.M., Baird, D.T. Pulsatile secretion of LH, FSH, prolactin, oestradiol and progesterone during the human menstrual cycle. Clinical Endocrinology, 1982, 17: 29-42.

Bagatell, C.J., Heimann, J.T.R., Rivier, J.E., Bremner, W.J. Effects of endogenous testosterone and estradiol on sexual behavior in normal young men. Journal of Clinical Endocrinology and Metabolism, 1994, 78: 711-716.

Balin, M.S., Schwartz, N.B. Effects of mating on LH, FSH, and prolactin and accessory tissue weight in male rats. Endocrinology, 1976, 98: 522–526.

Bancroft, J. Reproductive hormones and male sexual behavior. In: Handbook of sexology. Vol. 6. The pharmacology and endocrinology of sexual function. Sitsen, J.M.A. (ed.). Elsevier Science Publishers B.V., 1988.

Bancroft, J. Human sexuality and ist problems. Churchill Livingstone, Edinburgh 1989.

Bancroft, J. Are the effects of androgens on male sexuality noradrenergically mediated? Some considerations of the human. Neuroscience and Biobehavioral Reviews, 1995, 19: 325–330.

Bancroft, J., O'Carrol, R., McNeilly, A., Shaw, R.W. The effects of bromocriptine on the sexual behaviour of hyperprolactinaemic man: a controlled case study. Clinical Endocrinology, 1984, 21: 131–137.

Bancroft, J., Wu, F.C.W. Changes in erectile responsiveness during androgen therapy. Archives of Sexual Behavior, 1983, 12: 59–66.

Barbieri, R.L., Cooper, D.S., Daniels, G.H., Nathan, D., Klibanski, A., Ridgway, C.E. Prolactin response to thyrotropin-releasing hormone (TRH) in patients with hypothalamic-pituitary disease. Fertility and Sterility, 1985, 43: 66–73.

Barlow, D.H. Causes of sexual dysfunction: The role of anxiety and cognitive interference. Journal of Consulting and Clinical Psychology 1986, 54: 140–148.

Barlow, D.H., Sakheim, D.K., Beck, J.G. Anxiety increases sexual arousal. Journal of Abnormal Psychology, 1983, 92: 49-54.

Bartlett, R.G. Physiologic responses during coitus. Journal of Applied Physiology, 1956, 9: 469–472.

Batra, A.K., Lue, T.F. Physiology and pathology of penile erection. Annual Review of Sex Research, 1990, 1:251–256.

Béjin, A. Niedergang der Psychoanalytiker, Aufstieg der Sexologen. In: Aries, P., Béjin, A., Foucault, M. Die Masken des Begehrens und die Metamorphosen der Sinnlichkeit (zur Geschichte der Sexualität im Abendland). Fischer, Frankfurt, 1984: 226–252.

Benkert, O., Jordan, R., Dahlen, H.G., Schneider, H.P.G., Gammel, G. Sexual impotence: a double-blind study of LHRH nasal spray versus placebo. Neuropsychobiology, 1975, 1: 203–210.

Benson, G.S., McConnell, J., Lipshultz, L.J., Corriere, J.N., Wood, J.G. Neuromorphology and neuropharmacology of the human penis. Journal of Clinical Investigation, 1980, 65: 506–513.

Berendson, H.H.G., Gower, A.J. Opiate-androgen interactions in drug-induced yawning and penile erections in the rat. Neuroendocrinology, 1986, 42: 185–190.

Bloch, G.J., Butler, P.C., Kohlert, J.G., Bloch, D.A. Microinjection of galanin into the preoptic nucleus facilitates copulatory behavior in the male rat. Physiology and Behavior, 1993, 54: 615–624.

Bohlen, J.G., Held, J.P., Sanderson, M.O., Patterson, R.P. Heart rate, pressure product, and oxygen uptake during four sexual activities. Archives of Internal Medicine, 1984, 144: 1745–1748.

Bohus, B. Effects of neuropeptides on adaptive autonomic processes. In: De Wied, D., van Keep, P.A. (eds.). Hormones and the Brain. MTP Press, Lancaster 1980.

Bouhdiba, A. Sexualité et Islam. PUF, Paris 1975: 320.

Bräutigam, W. Sexualmedizin im Grundriß: eine Einführung in Klinik, Theorie und Therapie der sexuellen Konflikte und Störungen. Thieme, New York 1989.

Brecher, E.M. The sex researchers. Little, Brown, Boston 1969.

Brecher, E.M. History of human sexual research and study. In: Freedman, A.M., Kaplan, H.L., Sadock, B.J. (eds.), comprehensive textbook of psychiatry/II. William & Wilkins, Baltimore 1975: 1352–1357.

Bronson, F.H., Desjardins, C. Endocrine responses to sexual arousal in male mice. Endocrinology, 1982, 111: 1286–1291.

Brown, W.A., Heninger, G. Cortisol, growth hormone, free fatty acids, and experimentally evoked affective arousal. American Journal of Psychiatry, 1975, 132: 1172–1176.

Bullough, V.L. Sexual variance in society and history. Wiley, New York 1976.

Bullough, V.L., Bullough B. Sin, Sickness, and Sanity. New American Library, New York 1977.

Buvat, J., Lemaire, A., Buvat-Herbaut, M., Fourlinnie, J.C., Racadot, A., Fossati, P. Hyperprolactinemia and sexual function in men. Hormonal Research, 1985, 22: 196–203.

Caldwell, J.D. Central oxytocin and female sexual receptivity. Paper presented at „Oxytocin in Maternal, Sexual and Social Behaviors". NYAS, VA, Arlington 1991.

Carani, C., Bancroft, J., Del Rio, G., Granata, A.R.M., Facchinetti, F., Marrama, P. The endocrine effects of visual erotic stimuli in normal men. Psychoneuroendocrinology, 1990, 15: 207-216.

Carani, C., Bancroft, J., Granata, A.R.M., Del Rio, G., Marrama, P. Testosterone and erectile function: Nocturnal penile tumescence and rigidity, and erectile response to visual erotic stimuli in hypogonadal men and eugonadal men. Psychoneuroenodcrinology, 1992, 17: 647-654.

Carani, C., Granata, A.R.M., Bancroft, J., Marrama, P. The effects of testosterone replacement on nocturnal penile tumescence and rigidity and erectile response to visual erotic stimuli in hypogondal men. Psychoneuroendocrinology, 1995, 20: 743-753.

Carani, C., Granata, A.R.M., Rochira, V., Coppa, B., Marrama, P. Testosterone and prolactin: behavioural and psycho-physiological approaches in men. In: Bancroft, J. (ed.).The pharmacology of sexual function and dysfunction. Elsevier Science B.V., 1995: 145-150.

Carmichael, M.S., Humbert, R., Dixen, J., Palmisano, G., Greenleaf, W. Davidson, J.M. Plasma oxytocin increases in the human sexual response. Journal of Clinical Endocrinology and Metabolism, 1987, 64: 27-31.

Carmichael, M.S., Warburton, V.L., Dixen, J., Davidson, J.M. Relationship among cardiovascular, muscular, and oxytocin responses during human sexual activity. Archives of sexual behavior, 1994, 23: 59–79.

Carter, C.S. Oxytocin and sexual behavior. Neuroscience and Biobehavioral Reviews, 1992, 16: 131–144.

Carter, J.N., Tyson, J.E., Tolis, G., Van Vliet, S., Faiman, C., Friesen, H.G. Prolactin-secreting tumors and hypogonadism in 22 men. New England Journal of Medicine, 1978, 299: 847–852.

Charney, D.S., Heninger, G.R. Alpha 2-adrenergic and opiate receptor blockade. Synergistic effects on anxiety in healthy subjects. Archives of General Psychiatry, 1986, 43: 1037–1041.

Christensen, T.A., Sorensen, P.W. Pheromones as tools for olfactory research. Introduction. Chemical Senses, 1996, 21: 241–243.

Cicero, T.J., Bell, R.D., Wiest, W.G. Function of the male sex organs in heroin and methadone users. New England Journal of Medicine. 1975, 292: 882–887.

Clark, J.T., Smith, E.R., Davidson, J.M. Testosterone is not repuired for the enhancement of sexual motivation by yohimbine. Physiology & Behavior, 1985, 35: 517–521.

Clement, U. Sexualität im sozialen Wandel. Enke, Stuttgart 1986.

Cockram, C.S., Sonksen, P.H., West, T.E.T. Growth hormone. In: Gray, H., James, V.H.T. (eds.). Hormones in blood, 3rd. ed., Vol 4. Academic Press, London 1983: 64–86.

Connel Mc, J., Benson, G.S. Innervation of the human penile blood vessels. Neurourology and Urodynamics, 1982, 1: 199-210.

Convey, E.M., Bretschneider, E., Hafs, H.D., Oxender, D. Serum levels of LH, prolactin and growth hormone after ejaculation in bulls. Biology of Reproduction, 1971, 5: 20–24.

Coquelin, A., Bronson, F.H. Secretion of luteinizing hormone in male mice: Factors that influence release during sexual encounters. Endocrinology, 1980, 106: 1224–1229.

Cox,B.M., Mueller, G.P. Endogenous opioid peptides. In: Becker, K.L. (ed.). Principles and Practice of Endocrinology and Metabolism. J.B. Lippincott Company, Philadelphia 1990: 1292–1297.

Cunningham, G.R., Karacan, I., Ware, J.C., Lantz, C.D., Thornley, I.I. The relationship between serum testosterone and prolactin levels on nocturnal penile tumescence in impotent men. Journal of Andrology, 1982, 3: 241–247.

Cushmann, P. Sexual behavior in heroin addiction and methadone maintenance, correlation with plasma luteinizing hormone. New York State Journal of Medicine, 1972, 72: 1261–1265.

Cutler, W.B., Friemann, E., McCoy, N.L. Evidence for pheromonal influence on sexual behavior in men. Paper presented at the 22nd International Congress for Sexology, Rotterdam, 1996.

Dangel, S. Entwicklung einer deutschsprachigen Fassung des Profile of Mood States von McNair u.a. Diplomarbeit am Psychologischen Lehrstuhl III der Universität Mannheim, 1979.

Davidson, J.M. The psychobiology of sexual experience. In Davidson, J.M., Davidson, R.J. (eds.). Psychobiology of Consciousness. Plenum Press, New York 1980: 271–332.

Davidson, J.M., Camargo, C.A., Smith, E.R. Effects of androgen on sexual behavior of hypogonadal men. Journal of Clinical Endocrinology and Metabolism, 1979, 48: 955–958.

Davis, T.F., Mountjoy, L.Q., Gomez-Pan, A., Watson, M.J.,Hanker, J.P., Hall, R., Bessey, G.M.A. Double blind cross over trail of gonadotropin releasing hormone (LHRH) in sexually impotent men. Clinical Endocrinology, 1976, 5: 601–607.

Dornan, W.A., Malsbury, C.W. Neuropeptides and male sexual behavior. Neuroscience & Biobehavioral Reviews, 1989, 13: 1–15.

Drori, D., Folman, Y. Effects of cohabitation on the reproductive system, kidneys and body composition of male rats. Journal of Reproduction and Fertility, 1964, 8: 351–359.

Ehrensing, R.H., Kastin, A.J.,Schally, A.V. Behavioral and hormonal effects of prolonged high doses of LHRH in male impotency. Peptides, 1981, 2: 115–121.

Ellendorf, F., Parvizi, N., Pomerantz, D.K., Hartjen, A., Smidt, D., Elsaesser, F. Plasma luteinizing hormone and testosterone in the adult male pig: 25 hour fluctuations and the effect of copulation. Journal of Endocrinology, 1975, 67: 403–410.

Evans, I.M., Distiller, L.A. Effects of luteinising hormone-releasing hormone on sexual arousal in normal men. Archives of Sexual Behavior, 1979, 8: 385–395.

Everitt, B.J., Bancroft, J. Of rats and man: The comparative approach to male sexuality. Annual Review of Sex Research, 1991, 2: 77–117.

Fabbri, A., Jannini, E.A., Gnessi, L., Moretti, C., Ulisse, S., Franzese, A., Lazzari, R., Fraioli, F., Frajese, G., Isidori, A. Endorphins in male impotence: Evidence for naltrexone stimulation of erectile activity in patient therapy. Psychoneuroendocrinology, 1989, 14: 103–111.

Fahrenberg, J., Hampel, R., Selg, H. Die revidierte Form des Freiburger Persönlichkeitsinventars FPI-R. Diagnostica, 1985, 31: 1–21.

Ferla la, J.J., Anderson D.L., Schalch, D.S. Psychoendocrine response to sexual arousal in human males. Psychosomatic Medicine, 1978, 40: 166–172.

Fillozat, J. Continence et sexualité dans le bouddismus et les disciples du yoga. Études carmélitaines, 1952: 70.

Fox, C.A. Some aspects and implications of coital physiology. Journal of Sex and Marital Therapy, 1976, 2: 205–213.

Fox, C.A., Fox, B. Blood pressure and respiratory patterns during human coitus. Journal of Reproduction and Fertility, 1969, 19: 405–415.

Fox, C.A., Ismail, A.A.A., Love, D.N., Kirkham, K.E., Loraine, J.A. Studies on the relationship between plasma testosterone levels and human sexual activity. Journal of Endocrinology, 1972, 52: 51–58.

Frajese, G. Neurotransmitter, opioidergic system, steroid-hormone interaction and involvement in the replacement therapy of sexual disorders. Journal of Steroid Biochemistry and Molecular Biology, 1990, 37: 411–409.

Franks, S., Jacobs, H.S., Martin, N., Nabarro, J.D.N. Hyperprolactinaemia and impotence. Clinical Endocrinology. 1978, 8: 277–287.

Frantz, A.G. The regulation of prolactin secretion in humans. In: Gangong, W.F., Martini, L. (eds.). Frontiers in Neuroendocrinology, Oxford Press, 1973.

Freud, S. Gesammelte Werke. Imago, London 1941.

Furth van, W.R., van Emst, M.G., van Ree, J.M. Opioids and sexual behavior of male rats: involvement of the medial preoptic area. Behavioral Neuroscience, 1995, 109: 123–134.

Furth van, W.R., Wolterink-Donselaar, I.G., Van Ree, J.M. Endogenous opioids are differentially involved in appetitive and consummatory aspects of sexual behavior of male rats. American Journal of Physiology, 1994, 266: 606–613.

Gibson, A., Bern, H.A., Ginsburg, M., Botting, J.H. Neuropeptide-induced contraction and relaxation of the mouse anococcygeus muscle. Proceedings of the National Acadamy of Sciences of the United States of America., 1984, 81: 625–629.

Gonzales, R., Levy, F., Orgeur, P., Poindron, J.P., Signoret, J.P. Female effect in sheep. II. Role of volatile substances from the sexually receptive female; implication of the sense of smell. Reproduction, Nutrition, Developpement., 1991a, 31: 103–109.

Gonzales, R., Orgeur, P., Poindron, P., Signoret, J.P. Female effect in sheep. I. The effects of sexual receptivity of females and the sexual experience of rams. Reproduction, Nutrition, Developpement, 1991b, 31: 97–102.

Gonzales, R., Poindron, P., Signoret, J.P. Temporal variation in LH and testosterone responses of rams after introduction of oestrous females during the breeding season. Journal of Reproduction and Fertility, 1988, 83: 201–208.

Graber, B., Balogh, S., Fitzpatrick, D., Hendricks, S. Cardiovascular changes associated with sexual arousal and orgasm in men. Annals of Sex Research, 1991, 4: 151–165.

Graham, J.M., Desjardins, C. Classical conditioning: Induction of luteinizing hormone and testosterone secretion in anticipation of sexual activity. Science, 1980, 210: 1039–1041.

Greene, W.A., Conron, G., Schalch, D.S., Schreiner, F.B. Psychologic correlates of growth hormone and adrenal secretory responses of patients undergoing cardiac catheterization. Psychosomatic Medicine, 1970, 32: 599–614.

Groat de, W.C., Booth, A.M. Physiology of male sexual function. Annals of Internal Medicine, 1980, 92: 329–331.

Grossman, A. Opioid peptides and reproductive function. Seminars in Reproductive Endocrinology, 1987, 5: 115–124.

Gulik van, R. Sexual life in ancient China. Gallimard, Paris 1977.

Haller, J.S., Haller, R.M. The physician and sexuality in victorian America. Norton, New York 1977.

Heimann, J.R., Rowland, D.L. Affective and physiological sexual response patterns: The effects of instructions on sexually functional and dysfunctional men. Journal of Psychosomatic Research, 1983, 27: 105–116.

Heimann, J.R., Rowland, D.L., Hatch, J.P., Gladue, B.A. Psychophysiological and endocrine responses to sexual arousal in women. Archives of Sexual Behavior, 1991, 20: 171–186.

Hilliard, J., Pang, C.N., Penardi, R., Sawyer, C.H. Effects of coitus on serum levels of testosterone and LH in male and female rabbits. Proceedings of the Society for Experimental Biology and Medicine, 1975, 149: 1010–1014.

Hoffmann, N.W., Gerall, A.A., Kalivas, P.W. Sexual refractoriness and locomotion effects on brain monoamines in the male rat. Physiology & Behavior, 1987, 41: 563–569.

Hughes, A.M., Everitt, B.J., Herbert, J. Selective effects of beta-endorphin infused into the hypothalamus, preoptic area and bed nucleus of the stria terminalis on the sexual and ingestive behavior of male rats. Neuroscience, 1987, 23: 1063–1073.

Intosh Mc, T.K., Vallano, M.L., Barfield, R.J. Effects of morphine, β-Endorphin and naloxone on catecholamine levels and sexual behavior in the male rat. Pharmacology, Biochemistry & Behavior, 1979, 13: 435–441.

Irvine, C.H.G., Alexander, S.L. Effect of sexual arousal on gonadotrophin-releasing hormone, luteinizing hormone and follicle-stimulating hormone secretion in the stallion. Journal of Reproduction and Fertility, Supplement, 1991, 44: 135–143.

Jünemann, K.-P., Lue, T.F., Melchior, H. Die Physiologie der penilen Erektion. II Neurophysiologie der penilen Erektion. Urologe, 1987, 26: 289–293.

Kamel, F., Mock, E.J., Wright, W.W., Frankl, A.I. Alterations in plasma concentrations of testosterone, LH, and prolactin associated with mating in the male rat. Hormones and Behavior, 1975, 6: 277–288.

Kamel, F., Wright, W.W., Mock, E.J. Frankel, A.I. The influence of mating and related stimuli on plasma levels of luteinizing hormone, follicle stimulating hormone, prolactin, and testosterone in the male rat. Endocrinology, 1977, 101: 421–429.

Kaplan, H. S. The new sex therapy. Brunner/Mazel, New York 1974.

Kaplan, H. S. Disorders of sexual desire. Brunner/Mazel, New York 1979.

Kaplan, H.S. Anxiety and sexual dysfunction. Journal of Clinical Psychiatry, 1988, 49: 21–25.

Karlen, A. Homosexuality in History. In Marmor, J. (ed.) Homosexual Behavior. Basic Books, New York 1980: 75–99.

Katongole, C.B., Naftolin, F., Short, R.V. Relationship between blood levels of luteinizing hormone and testosterone in bulls, and the effects of sexual stimulation. Journal of Endocrinology, 1971, 50: 457–466.

Kern, S. Freud and the discovery of child sexuality. History of childhood quarterly, 1973, 1: 117–141.

Kinsey, A.C., Pomeroy, W.B., Martin, C.E. Sexual behavior in the human male. Saunders, Philadelphia 1948.

Kozlowski, S., Brzeinska, K., Kowalewski, W., Franczyk, M. Plasma catecholamines during sustained isometric exercise. Clinical Science and Molecular Medicine, 1973, 451: 723–731.

Krafft-Ebing, R. Psychopathia sexualis. Enke, Stuttgart 1886.

Kubota, T., Yasi, Y., Nagae, M. The prolactin-releasing mechanism of the hypothalamo-pituitary axis in pregnancy. Fertililty & Sterility, 1984, 42: 724.

Kwan, M., Greenleaf, W.J., Mann, J., Crapo, L., Davidson, J.M. The nature of androgen action on male sexuality: A combined laboratory and self-report study in hypogonadol men. Journal of Clinical Endocrinology and Metabolism, 1983, 57: 557–562.

Lal, S., Ackman, D., Tharundayil, J.X., Kiely, M.E., Etienne, P. Effects of apomorphine , a dopamin receptor agonist, on penile tumescence in normal subjects. Progress in Neuro-Psychopharmacology and Biological Psychiatry, 1984, 8: 695–699.

Lal, S., Larey, E., Tharundayil, J.X., Vasavan Nair, N.P., Negrette, J., Ackman, D., Blundell, P., Gardiner, R. Apomorphine induced penile tumescence in impotent patients–preliminary findings. Progress in Neuro-Psychopharmacology and Biological Psychiatry, 1987, 11: 235–242.

Lal, S., Tesfaye, Y., Tharundayil, J.X., Thompson, T.R., Kiely, M.E., Vasavan, N.P., Grassino, A., Dubrovsky, B. Apomorphine: Clinical studies on erectile impotence and yawning. Progress in Neuro-Psychopharmacology and Biological Psychiatry, 1989, 13: 329–339.

Lee, P.A., Jaffe, R.B., Midgley, A.R. Lack of alterations of serum gonadotropins in men and women following sexual intercourse. American Journal of Obstetrics and Gynecology, 1974, 120: 985–987.

Leon de, G., Wexler, H.K. Heroin addiction: its relation to sexual behavior and sexual experience. Journal of Abnormal Psychology, 1973, 81: 36-38.

Levenson, H. Distinctions within the concept of internal-external control: Development of a new scale. Proceedings of the 80th Annual Convention of the American Psychological Association, 1972, 7: 261-262.

Levi, L. Sympatho-adrenomedullary activity, diuresis, and emotional reactions during visual sexual stimulation in human females and males. Psychosomatic Medicine, 1969, 31: 251-268.

Levin, R.M., Wein, A.J. Adrenergic alpha-receptors outnumber beta-receptors in human penile corpus cavernosum. Investigative Urology, 1980, 18: 225-226.

Lincoln, G.A. Luteinising hormone and testosterone in man. Nature, 1974, 252: 232-233.

Luisi, M., Franchi, F. Double-blind group comparative study of testosterone undecanoate and mesterolone in hypogonadal male patients. Journal of Endocrinological Investigations, 1980, 3: 305-308.

Macrides, F., Bartke, A., Fernandez F., D'Angelo, W. Effects of exposure to vaginal odor and receptive females on plasma testosterone in the male hamster. Neuroendocrinology, 1974, 15: 355-364.

Margulis, L. Origin of Eukaryotic Cells. Yale University Press, 1970.

Marrama, P., Carani, C., Montamini, V., Baraghini, G.F., Tridenti, A., Pederzini, R.M., Celani, M.F., Zini, D. Gonadal function: sexual behavior in bromocriptine treated men with prolactinoma. In: Segraves,

T., Haeberle, E. (eds). Emerging Dimensions of Sexology. Praeger, 1984.

Mas, M., Del Castillo, A.R., Guerra, M., Davidson, J.M., Battaner, E. Neurochemical correlates of male sexual behavior. Physiology and Behavior, 1987, 41: 341–345.

Masters, W.H., Johnson, V.E. Human sexual response. Little, Brown and Company, Boston 1966.

Masters, W.H., Johnson, V.E. Human sexual inadequacy. Little, Brown and Company, 1970.

Masters, W.H., Johnson, V.E., Kolodny, R.C. Human sexuality. 2nd ed. Little, Brown and Company, Boston 1985.

Mendelson, J.H., Ellingboe, J., Keuhnle, J.C., Mello, N.K. Effects of naltrexone on mood and neuroendocrine function in normal adult males. Psychoneuroendocrinology, 1978, 3: 231–236.

Mendelson, J.H., Meyer, R.E., Ellingboe, J. Effects of heroin and methadone on plasma cortisol and testosterone. Journal of Pharmacology and Experimental Therapeutics, 1975a, 195: 296–302.

Mendelson, J.H., Mello, N.K. Plasma testosterone levels during chronic heroin use and protracted abstinence. Clinical Pharmacology and Therapeutics, 1975b, 17: 529–533.

Meston, C.M., Gorzalka, B.B. The effects of sympathetic activation on physiological and subjective sexual arousal in women. Behaviour Research and Therapy, 1995, 33: 651–664.

Meyer de, J.M., De Sy, W.A. Intracavernous injection of Noradrenaline to interrupt erections during surgical interventions. European Urology, 1986, 12: 169–170.

Meyerhoff, J.L., Oleshansky, M.A., Mougey, E.H. Psychologic stress increases plasma levels of prolactin, cortisol and POMC-derived peptides in man. Psychosomatic Medicine, 1988, 50: 295–303.

Mirin, S.M., Meyer, R.E., Mendelson, J.H., Ellingboe, J. Opiate use and sexual function. American Journal of Psychiatry, 1980, 137: 909–915.

Montastruc, J.L. Tran, L.D., Montrastruc, P. Peptides neurohypophysaires et controle central cardiovasculaire. Archives des Maladies du Coeur et des Vaisseaux, 1983, 76: 9–12.

Moore, F.L., Miller, L.J. Arginine vasotocin induces sexual behavior of newts by acting on cells in the brain. Peptides, 1983, 4: 97–102.

Morales, A., Condra, M., Owen, J.A., Surridge, D.H., Fenemore, J., Harris, C. Is yohimbine effective in the treatment of organic impotence? Results of a controlled trial. Journal of Urology, 1987, 137: 1168–1172.

Mortimer, C.H., McNeilly, A.S., Fisher, R.A., Murray, M.A., Besser, G.F. Gonadotropin-releasing hormone therapy in hypogonadal males with hypothalamic or pituitary dysfunction. British Medical Journal, 1974, 4: 617–621.

Moss, R.L., Dudley, C.A. Hypothalamic peptides and sexual behavior. In: Freeman, R. (ed.). Behavior and the menstrual cycle. Dekker, New York 1982, 65.

Murphy, M.E., Seckl, J.R., Burton, S., Checkley, S.A., Lightman, S.L. Changes in oxytocin and vasopressin secretion during sexual activity in men. Journal of Clinical Endocrinology and Metabolism. 1987, 65: 738-741.

Murphy, M.R., Checkley, S.A., Seckl, J.R., Lightman, S.L. Naloxone inhibits oxytocin release at orgasm in man. Journal of Clinical Endocrinology and Metabolism, 1990, 71: 1056-1058.

Murphy, M.R., Seckl, J.R., Burton, S., Checkley, S.A., Lightman, S.L. Changes in oxytocin and vasopressin secretion during sexual activity in men. Journal of Clinical Endocrinology and Metabolism, 1987, 65: 738-741.

Nair Mc, D.M., Lorr, M., Doppleman, L.F. The Profile of Mood States (POMS). San Diego 1971.

Nemec, E.D., Mansfield, L., Kennedy, J.W. Heart rate and blood pressure responses during sexual activity in normal males. American Heart Journal, 1976, 92: 274-277.

Newton, N. The role of the oxytocin reflexes in three interpersonal reproductive acts: Coitus, birth and breast feeding, In Carenza, L., Pancheri, P., Zichella, L. (eds.). Clinical Psychoneuroendocrinology in Reproduction, Proceedings of the Serono Symposium. Academic Press, London 1978, 22: 411-418.

Nicoli, R.M., Nicoli, J.M. Biochemie de l'éros. Contraception, Fertilité, Sexualité, 1995, 23: 137-144.

Noel, G.L., Dimond, R.C., Earll, J.M., Frantz, A.G. Prolactin, thyrotropin, and growth hormone release during stress associated with parachute jumping. Aviat Space andEnvironmental Medicine, 1976, 47: 543-547.

O'Carroll, R.E., Shapiro, C., Bancroft, J. Androgens, behaviour and nocturnal erections in hypogonadal men: The effect of varying the replacement dose. Clinical Endocrinology, 1985, 23: 527-538.

Oberbeck, R., Schürmeyer, T., Hosch, W., Jetschmann, J.U., Schmidt, R.E. Schedlowski, M. Epinephrine or norepinephrine fail to influence pituitary-adrenal secretion in man. Hormone and Metabolic Research, 1996, 28: 142-146.

Ogawa, S, Kudo, S., Kitsunai, Y., Fukuchi, S. Increase in oxytocin at ejaculation in male. Clinical Endocrinology, 1980, 13: 95-97.

Paice, J.A., Penn, R.D., Ryan, W.G. Altered sexual function and decreased testosterone in patients receiving intraspinal opioids. Journal of Pain and Symptom Management, 1994, 9: 126-131.

Palace, E.M. Modification of dysfunctional patterns of sexual response through autonomic arousal and false physiological feedback. Journal of Consulting and Clinical Psychology, 1995, 63: 604-615

Palace, E.M., Gorzalka, B.B. The enhancing effects of anxiety on arousal in sexually dysfunctional and functional women. Journal of Abnormal Psychology, 1990, 99: 403-411.

Palkovitz, M. Neuropeptides in the brain. In: Martini, L., Ganong, W.F. (eds.). Frontiers in Neuroendocrinology, New York 1988, 10:1-35.

Pelosi, M.A., Sama, J.C., Caterini, H. Galactorrhea-amenorrhea syndrome associated with heroin addiction. American Journal of Obstetrics and Gynecology, 1974, 118: 966-970.

Perryman, R.L., Thorner, M.O. The effects of hyperprolactinaemia on sexual and reproductive function in men. Journal of Andrology, 1981, 5: 233–242.

Pirke, K.M., Kockott, G., Dittmar, F. Psychosexual stimulation and plasma testosterone in man. Archives of Sexual Behavior, 1974, 3: 577–584.

Pomeroy, W.B. The Masters-Johnson report and the Kinsey tradition. In: Brecher, R., and Brecher, E. (eds.). An analysis of human sexual response. Signet Books. New York 1966: 111–123.

Pschyrembel Klinisches Wörterbuch. 256., neu bearbeitete Auflage. De Gruyter, Berlin, New York 1990.

Purvis, K., Haynes, N.B. Short-term effects of copulation, human chorionic gonadotropin injection and nontactile association with a female on testosterone levels in the male rat. Journal of Endocrinology, 1974, 60: 429–439.

Purvis, K., Landgren, B.M., Cekan, Z., Diczfalusy, E. Endocrine effects of masturbation. Journal of Endocrinology, 1976, 70: 439–444.

Quadagno, D.M., McGill, T.E., Yellon, S.M., Goldman, B.D. Neither noncontact exposure nor mating affect serum LH and FSH in male house mice. Physiology and Behavior, 1979, 22: 191–192.

Reame, N., Sauder, S.E., Kelch, R.P., Marshall, J.C. Pulsatile gonadotropin secretion during the human menstrual cycle; ecidence for altered frequency of gonadotropin releasing hormone secretion. Journal of Clinical Endocrinology and Metabolism, 1984, 59: 328–337.

Richter, S.D., Schürmeyer, T.H., Schedlowski, M., Hädicke, A., Tewes, U., Schmidt, R.E., Wagner T.O.F. Time kinetics of the endocrine response to acute psychological stress. Journal of Clinical Endocrinology and Metabolismus, 1996, 81: 1956–1960.

Rivier, C., Rivier, J., Vale, W. Stress-induced inhibition of reproductive functions: Role of endogenous corticotropin-releasing factor. Science, 1986, 231: 607–609.

Robbins, M.N., Gordon, D.J. Multiple orgasm in males. The Journal of Sex Research, 1978, 14: 21–26.

Robbinson, B.F., Epstein, S.E., Beiser, G.D., Braunwald, E. Control of heart rate by the autonomic nervous system. Studies in man on the interrelation between baroreceptor mechanisms and exercise. Circulation Resarch, 1966, 19: 400–411.

Robbinson, I.C.A.F. The magnocellular and parvocellular OT and AVP systems. In: Lightman, S.L., Everitt, B.J. (eds.). Neuroendocrinology, Blackwell, Oxford 1986: 154–160.

Roemer, I., Reik, W., Dean, W., Klose, J. Epigenetic inheritance in the mouse. Current Biology, 1997, 7: 277–280.

Rose, R.M., Gordon, T.P., Bernstein, I.S. Plasma testosterone levels in the male Rhesus: Influences of sexual and social stimuli. Science, 1972, 178: 643–645.

Rotter, J.B. The role of the psychological situation in determining the direction of human behaviour. Nebraska Symposium on Motivation, 1955, 3: 245–268.

Rotter, J.B. Generalized expectancies for internal versus external control of reinforcement. Psychological Monographs 80 (1, Whole No. 609), 1966.

Rotter, J.B. An introduction to social learning theorie. In: Rotter, J.B., Chance, J.E., Phares, E.J. (eds.). Applications of a social learning theory of pesonality. Holt, Rinehart & Winston, New York 1972.

Rotter, J.B. Some problems and misconceptions related to the costruct of internal versus external control of reinforcement. Journal of Consulting and Clinical Psychology 1975, 43: 56–67.

Rowland, D.L., Heimann, J.R., Gladue, B.A., Hatch, J.P., Doering, C.H., Weiler, S.J. Endocrine, psychological and genital response to sexual arousal in men. Psychoneuroendocrinology, 1987, 12: 149–158.

Ruffié, J. Le sexe et la mort. Éditions Odile Jacob/Seuil, Paris 1986.

Sade de, M. Philosophie im Boudoir. Ringe, München 1967.

Saginor, M., Horton, R. Reflex release of gonadotropin and increased plasma testosterone concentration in male rabbits during copulation. Endocrinology, 1968, 82: 627–630.

Salmimies, P., Kockott, G., Pirke, K.M., Vogt, H.J., Schill, W.B. Effects of testosterone replacement on sexual behavior in hypogonadal men. Archives of Sexual Behavior, 1982, 11: 345–353.

Sanford, L.M., Palmer, W.M., Howland, B.E. Influence of sexual activity on serum levels of LH and testosterone in the ram. Canadian Journal of Animal Science, 1974, 54: 579–585.

Schedlowski, M., Flüge, T., Richter, S., Tewes, U., Schmidt, R.E., Wagner, T.O.F. β-Endorphin, but not substance-P is increased by acute stress in humans. Psychoneuroendocrinology, 1995, 20: 103–110.

Schedlowski, M., Hosch, W., Oberbeck, R., Benschop, R.J., Jacobs, R., Raab, H.R., Schmidt, R.E. Catecholamines modulate human nk cell circulation and function via spleen-independent β_2-adrenergic mechanisms. Journal of Immunology, 1996, 156: 93–99.

Schedlowski, M., Jacobs, R., Stratmann, G., Richter, S., Hädicke, A., Tewes, U., Wagner, T.O.F., Schmidt, R.E. Changes of natural killer cells during acute psychological stress. Journal of Clinical Immunology, 1993, 13: 119–126.

Schedlowski, M., Wiechert, D., Wagner, T.O.F., Tewes, U. Acute psychological stress increases plasm levels of cortisol, prolactin and TSH. Life Sciences, 1992, 50: 1201–1205

Schwartz, M.F., Bauman, J.E., Masters, W.H. Hyperprolactinaemia and sexual disorders in men. Biological Psychiatry, 1982, 17: 861–876.

Segraves, R.T. Hormones and libido. In: Leiblum, S.R., Rosen, R.C. (eds.). Sexual Desire Disorders. Guilford Press, New York 1988: 271–279.

Shirai, M., Sasaki, K., Rikimaru, A. Histochemical investigation on the distrubution of adrenergic and cholinergic nerves in human penis. Tohoku Journal of Experimental Medicine, 1972, 107: 403-404.

Sievers, F. Über den Einfluß der Karenzdauer auf die Qualität des menschlichen Spermas bei andrologischen Patienten. Zeitschrift für Hautkrankheiten, 1987, 62: 850–870.

Simerly, R.B. , Gorski, R.A., Swanson, L.W. Neurotransmitter specifity of cells and fibers in the medial preoptic nucleus: An immunohistochemical study. Journal of Comparative Neurology, 1986, 246: 343–363.

Skakkebaek, N.E., Bancroft, J., Davidson, D.W., Warner, P. Androgen replacement with oral testosterone undecanoate in hypogonadal men: A double blind controlled study. Clinical Endocrinology, 1981, 14: 49–61.

Smith, D.E., Moser, C., Wesson, D.R., Apter, M., Buxton, M.E., Davison, J.V., Orgel, M. Buffum, J. A clinical guide to the diagnosis, and treatment of heroin-related sexual dysfunction. Journal of Psychoactive Drugs, 1982, 14: 91–99.

Sofroniew, M.V. Morphology of vasopressin and oxytocin neurones and their central and vascular projections. In: Leng, B.A., Leng, G. (eds.). The Neurohypophysis: Structure, Function and Control, Progress in Brain Research, Elsevier, Amsterdam 1983, 60: 101–114.

Sonda, L.P., Mazo, R., Chancellor, M.B. The role of yohimbine for the treatment of erectile impotence. Journal of Sex & Marital Therapy, 1990, 16: 15–21.

Sonksen, P.H., West, T.E.T. Growth hormone. In: Gray, C.H., James, V.H.T. (eds.). Hormones in blood, 3rd ed., Academic Press, New York, 1979, 1: 225–254.

Sorensen, P.W. Biological responsiveness to pheromones provides fundamental and unique insight into olfactory function. Chemical Senses, 1996, 21: 245–256.

Spielberger, C.D., Gorsuch, R.L., Lushene, R.E. Manual for the State-Trait Anxiety Inventory. Calif. Consulting Psychologists Press, Palo Alto 1970.

Spitz, R. Autorität und Onanie. Psyche 6. 1952/53.

Stearns, E.L., Winter, J.S.D., Faiman, C. Effects of coitus on gonadotropin, prolactin and sex steroid levels in man. Journal of Clinical Endocrinology and Metabolism, 1973, 37: 687-691.

Stoléru, S.G., Ennaji, A., Cournot, A., Spira, A. LH pulsatile secretion and testosterone blood levels are influenced by sexual arousal in human males. Psychoneuroendocrionology, 1993, 18: 205-218.

Sulloway, F.J. Freud, Biologist of the mind. Basic Books, New York 1979.

Susset, J.G., Tessier, C.D., Wincze, J., Bansal, S., Malhotra, C., Schwacha, M.G. Effect of yohimbinc hydrochloride on erectile impotence: A double blind study. The Journal of Urology, 1989, 141: 1360-1363.

Takane, K.K., Husmann, D.A., McPhaul, M.J., Wilson, J.D. Androgen receptor levels in the rat penis are controlled differently in distinctive cell types. Endocrinology, 1991, 128: 2234-2238.

Taleisnik, S., Caligaris, L., Astrada, J.J. Effect of copulation on the release of pituitary gonadotropins in male and female rats. Endocrinology, 1966, 79: 49-54.

Tannahill, R. Sex in history. Stein & Day, New York 1980.

Taylor, G.R. Sex in history. Vanguard, New York 1954.

Tennet, G., Bancroft, J., Cass, J. The control of deviant sexual behavior by drugs: A double-blind controlled study of benperidol, chlorpromazine and placebo. Archives of Sexual Behavior, 1974, 3: 261–271.

Thomas, T.R., Neimann, C.R. Aspects of copulatory behavior preventing atrophy of male reproductive system. Endocrinology,1968, 83: 633-635.

Torda, T.A., Pybus, D.A., Liberman, H., Clark, M., Crawford, M. Experimental comparison of extradural and i.m. morphine. British Journal of Anaesthesia, 1980, 52: 939–943.

Wickware, F.S. Report on the Kinsey report. Life, 1948, 25: 86–90.

Wiedeking, C., Lake, C.R., Ziegler, M., Kowarski, A.A., Money, J. Plasma noradrenaline and dopamine-beta-hydroxylase during sexual activity. Psychosomatic Medicine, 1977, 39: 143–148.

Wolchik, S.A., Beggs, V.E., Wincze, J.P., Sakheim, D.K., Barlow, D.H., Mavissakalian, M. The effect of emotional arousal on subsequent sexual arousal in men. Journal of Abnormal Psychology, 1980, 89: 595–598.

Yells, D.P., Prendergast, M.A., Hendricks, S.E., Miller, M.E. Monoaminergic influences on temporal patterning of sexual behavior in male rats. Physiology & Behavior, 1995, 58: 847–852.

Zuckerman, M. Physiological measures of sexual arousal in the human. Psychological Bulletin, 1971, 75: 297–329.

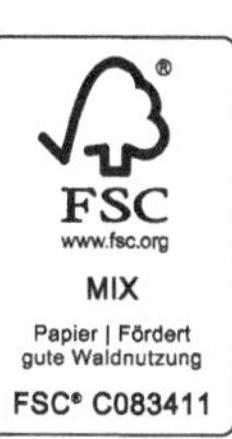

Zeitfracht Medien GmbH
Ferdinand-Jühlke-Straße 7
99095 Erfurt, Deutschland
produktsicherheit@kolibri360.de